冠心病介入治疗知识问答

主　编

刘希增　张念峰

编著者

张念峰　刘希增　王　兵

赵　玲　张军丽

金盾出版社

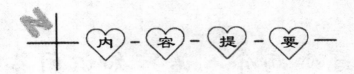

内·容·提·要

　　书中简要介绍了冠心病的病因、临床表现，以及介入治疗的分类、适应证、禁忌证、并发症、术前术后注意事项和护理知识；重点介绍了冠心病支架置入术的有关知识。本书内容丰富，通俗易懂，科学实用，图文并茂，特别适合冠心病患者和基层医务工作者阅读参考。

图书在版编目(CIP)数据

冠心病介入治疗知识问答／刘希增，张念峰主编.－－北京：金盾出版社，2013.2
　ISBN 978-7-5082-7831-5

　Ⅰ.①冠…　Ⅱ.①刘…②张…　Ⅲ.①冠心病—介入治疗—问题解答　Ⅳ.①R541.405-44

中国版本图书馆 CIP 数据核字(2012)第 193045 号

金盾出版社出版、总发行
北京太平路 5 号(地铁万寿路站往南)
邮政编码:100036　电话:68214039　83219215
传真:68276683　网址:www.jdcbs.cn
封面印刷:北京凌奇印刷有限责任公司
正文印刷:北京军迪印刷有限责任公司
装订:兴浩装订厂
各地新华书店经销
开本:850×1168 1/32　印张:7.5　字数:186 千字
2013 年 2 月第 1 版第 1 次印刷
印数:1～6 000 册　定价:19.00 元

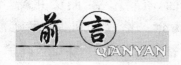

前言 QIANYAN

　　冠状动脉粥样硬化性心脏病（简称冠心病），其发病率逐年增多，呈增长趋势，严重地影响了人们的身体健康，且死亡率位于十大疾病之首。世界卫生组织的《1997年世界卫生报告》：1996年造成死亡人数最多的十大疾病排列名次为冠心病 730 万人，癌症 630 万人，脑血管病 460 万人，急性呼吸道感染 390 万人，结核病 300 万人，慢性肺障碍性疾病 290 万人，腹泻（包括痢疾）250 万人，疟疾 210 万人，艾滋病 150 万人，乙型肝炎 120 万人。因此，应提高对心血管疾病的防治意识，从我做起，爱护心脏，保护心脏，刻不容缓。

　　冠心病由药物治疗转向目前的介入治疗，在医学史上是一个新的飞跃，为冠心病的治疗开辟了一条新的途径。随着经验的积累和器械的改进，冠状动脉介入治疗的适应证不断拓宽，成功率不断提高，并发症发生率大大降低，已经成为治疗冠心病的主要手段，使患者的临床症状和生活质量得到改善。尤其是近几年药物洗脱支架的上市及临床应用，使长期以来困扰和制约介入治疗的再狭窄得到了有效的遏制。

　　冠心病患者究竟采取哪种冠状动脉介入治疗，本书将做详细的介绍，以便患者参考。本书有如下特点。

一、内容全面，资料丰富，图文并茂，实用性强。系统地阐述了冠心病介入治疗的机制、实施范围、注意事项、合理选择，以及各种疗法治疗冠心病的全过程。

二、详细地介绍了目前治疗冠心病的新进展。使冠心病患者能正确认识介入疗法，树立战胜疾病的信心。

三、本书简要介绍了冠心病的病因、临床表现，以及介入治疗的分类、适应证、禁忌证、并发证、术前术后注意事项和护理知识；重点对冠状动脉支架置入术做了详细的介绍，因为它是目前治疗冠心病最为有效的方法，而且患者容易接受。冠状动脉置入术具有无创伤，无痛苦，见效快，疗效佳等特点，已成为心内科一项常规疗法，使更多的冠心病患者获得新生。

本书在编写过程中参考了一些学者的有关著作，为此表示感谢。因作者水平有限，难免有不当之处，敬请读者批评指正。

作　者

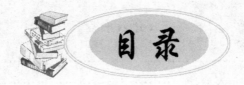

目录

一、基础知识

二、介入治疗

附录 冠心病患者临床检查项目

一、基础知识

1. 什么是冠状动脉

心脏的形状如一倒置的、前后略扁的圆锥体,如将其视为头部,则位于头顶部、几乎环绕心脏一周的动脉血管叫做冠状动脉,恰似一顶王冠,这就是其名称的由来(图 1)。冠状动脉起始于主动脉根部,分左右两支,行于心脏表面。

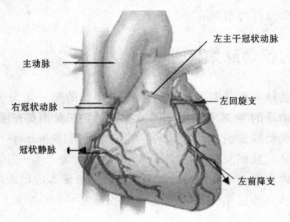

图 1　冠状动脉示意图

2. 冠状动脉的分布分为几型

冠状动脉是供给心脏血液的动脉,临床将冠状动脉的分布分为 3 型,即右优势型、均衡型、左优势型。

(1)右优势型:右冠状动脉在膈面除发出后降支外,并有分支分布于左室膈面的部分或全部。

(2)均衡型:两侧心室的膈面分别由本侧的冠状动脉供血,它们的分布区域不越过房室交点和后室间沟,后降支为左或右冠状动脉末梢,或同时来自两侧冠状动脉。

(3)左优势型:左冠状动脉除发出后降支外,还发出分支供应右室膈面的一部分。

据我国对成年人调查显示,冠状动脉右优势型者约占 65%,均衡型者约占 29%,左优势型者约占 6%。

上述分型方法主要依据冠状动脉的解剖学分布,但绝大多数心脏左心室的厚度大大超过右心室,所以从血液供应量来说,左冠状动脉永远是优势动脉。

3. 冠状动脉如何分支

冠状动脉一般分左、右两支,是升主动脉的第一对分支,分别开口于主动脉的左、右冠状动脉窦,但常有一支或数支直接起自主动脉右冠状动脉窦的小动脉,1907 年被西莫斯(Symmers)命名为副冠状动脉。欧洲及美洲国家报道,其出现率为 4%～51%,平均 36%。国内报道在 14%～60%,平均 42%,与日本的出现率相近。副冠状动脉是心脏 4 个重要侧支循环径路之一,在临床上具有重要的意义。

(1)左冠状动脉:左冠状动脉内径 3～4 毫米,为一短干,发自左主动脉窦,经肺动脉起始部和左心耳之间,沿冠状沟向左前方行3～5 毫米后,立即分为前室间支和旋支。前室间支沿前室间沟下行,绕过心尖切迹至心的膈面与右冠状动脉的后室间支相吻合。主干长度一般为 0.5～1 厘米,多在左房室沟处分为前降支和回旋支,两分支之间常形成约 90°。前降支为主干的延续,在分叉处或前降支起点分出室间隔支,以反 S 形沿前纵沟绕过心尖至后纵沟的下 1/3,主要供应左、右心室前壁、室间隔、心尖等处的血液。回旋支沿左房室沟至后纵沟,向左达膈面,长短不一,分布区域常与右冠状动脉互相弥补,在左心室分出数支。左冠状动脉沿途发出以下几支。

①动脉圆锥支。分布至动脉圆锥。

②外侧支。分布于左心室前壁大部及前室间沟附近的右心室前壁。

③室间隔支。分布于室间隔前 2/3。旋支沿冠状沟左行,绕过心钝缘时发出粗大的左缘支分布于左心室外侧缘;至心后面时发出较小的分支分布至左心房与左心室。

(2)右冠状动脉:右冠状动脉起自右主动脉窦,内径约 2 毫米,经肺动脉根部及右心耳之间。右冠状动脉沿右冠状沟至心脏膈面上的后纵沟,主要在右房室沟内成为后降支,在右心边缘分出右边缘支,供应右心室前后面血液,后降支则供应邻近左、右心室和室间隔的血液。房室结动脉大多来自右冠状动脉,是在心脏膈面房室交界区以垂直方向发出的一支动脉,但如左冠状动脉跨过或接近该交界区时,亦可来自左冠状动脉。窦房结动脉是一条较细长的分支,大多来自右冠状动脉,但亦可来自左冠状动脉的回旋支。右冠状动脉沿途发出以下几支。

①动脉圆锥支。分布于动脉圆锥,与左冠状动脉的同名支吻合。

②右缘支。此支较粗大,沿心下缘左行趋向心尖。

③窦房结支。在起点附近由主干分出(占 60.9%,其余39.1%起自左冠状动脉)。

④房室结支。起自右冠状动脉,行向深面至房室结。

⑤后室间支。为右冠状动脉的终支,与左冠状动脉的前室间

支相吻合,沿途分支至左、右心室后壁及分室间隔支至室间隔后1/3。

(3)副冠状动脉:副冠状动脉大多为1支,但也可有3支。国内报道1支者平均为42%,口径为0.6~1.5毫米者占77%;浙江医科大学曾报道的1例口径反比右冠状动脉为粗,而国外报道有达3毫米者。施勒辛格(Schlesinger)等分析副冠状动脉有吻合支者占37%,特别是可与前降支吻合,故当前降支闭塞时,能充分发挥它潜在性的功能,可供给阻塞远侧的心肌血液。

冠状动脉的各主支分布于心肌表面。其分支则沿心肌纤维分出属支,随心肌的深度而递减,其间的交通支愈在深层愈少见,一旦分支发生阻塞,部分心肌即缺血,甚至坏死。但是,Zoll(祖尔)等认为,有9%正常人心肌中可有微小冠状动脉间交通支,与心房、心室相通,因此有些人冠状动脉分支虽发生梗阻,也不致引起心肌梗死。

心脏静脉系统分为浅静脉和深静脉两组,大部分血流汇至冠状静脉窦而流入右心房。此外,心肌至房室腔尚有小血管,部分血流即由此小血管直接进入心房和心室。在心肌深层有许多不规则薄壁而交错衔接的静脉状管,口径50~250微米,称为心肌窦状隙,与微血管和细动脉、细静脉相通,并可直接通入房室,故结扎冠状静脉窦后,心肌血液不致淤积,而可改道由心肌深静脉回流至房室或逆行注入心脏的细动脉中。

4. 冠状动脉与心脏有何关系

心脏的正常工作是靠冠状动脉来供应血液的。根据冠状动脉分支的走向及分布的位置,其营养心脏的部位如下。

(1)右心房、右心室:由右冠状动脉供血。

(2)左心室:其血液供应的50%来自于左前降支,主要供应左心室前壁和室间隔；30％来自回旋支，主要供应左室侧壁和后壁；20％来自右冠状动脉（右优势型），供应范围包括左心室下壁（膈面）、后壁和室间隔。但左优势型时这些部位由左旋支供血，均衡型时由左右冠状动脉同时供血。

（3）室间隔：前 2/3 由前降支供血，后 1/3 由后降支供血。

（4）传导系统：窦房结的血液 60％由右冠状动脉供给，40％由左旋支供给；房室结的血液 90％由右冠状动脉供给，10％由左旋支供给；右束支及左前分支由前降支供血，左后分支由左旋支和右冠状动脉双重供血，所以临床上左后分支发生传导阻滞较少见。左束支主干由前降支和右冠状动脉多源供血。

心脏是人体的重要脏器，一旦停止了跳动，人的生命就随之终结。在生命存在的情况下，人体细胞的物理、化学性质和组成成分是保持相对恒定的，也就是内环境的稳定。心脏就像一个血泵，日夜不停地工作着，通过动脉运送供应组织器官的氧气和营养物质，然后经过静脉把人体的代谢产物和二氧化碳送到排泄器官，从而保证了机体的新陈代谢，维持了机体内环境的稳定，这就是大循环的作用。小循环又叫肺循环，是一个气体交换的过程。空气中的氧气通过肺泡壁渗透到毛细血管中，再由毛细血管进入肺静脉回到心脏，二氧化碳来到肺的毛细血管通过肺泡壁排到肺泡中，然后呼出体外。血液经过肺循环后变成了含新鲜氧气的血液再去供应身体的需要。

5. 心脏血液循环有何特点

心脏作为一个泵血的肌性动力器官，本身也需要足够的营养和能源。供给心脏营养的血管系统就是冠状动脉和静脉，也称冠状动脉循环。冠状动脉是供给心脏血液的动脉，起于主动脉根部，分左右两支，行于心脏表面。由于冠状动脉在心肌内行走，显然会受制于心肌收缩挤压的影响。也就是说,心脏收缩时,血液不易通过,只有当其舒张时,心脏方能得到足够的血流,这就是冠状动脉供血的特点。人心肌的毛细血管密度很高,约为 2 500 根/平方毫米,相当于每个心肌细胞伴随一根毛细血管,有利于心肌细胞摄取氧和进行物质交换。同时,冠状动脉之间尚有丰富的吻合支或侧支。冠状动脉虽小,但血流量很大,占心排血量的 5%,这就保证了心脏有足够的营养,维持它有力地昼夜不停地跳动。冠状静脉伴随冠状动脉收集代谢后的静脉血,归流于冠状静脉窦,回到右心房。如果冠状动脉突然阻塞,不能很快建立侧支循环,常常导致心肌梗死。但若冠状动脉阻塞是缓慢形成的,则侧支可逐渐扩张,并可建立新的侧支循环,起到代偿的作用。

6. 什么是冠状动脉循环

冠状动脉循环是心脏的血液循环,即含氧的动脉血由冠状动脉输送给心肌细胞,代谢后的无氧血液由心肌静脉血管回流到右心房,这个循环过程就是冠状动脉循环。冠状动脉循环主要是由冠状动脉系统完成的,从心脏发出的主动脉的第一对分支就叫做左、右冠状动脉,进入主动脉的新鲜血液,首先进入冠状动脉。冠状动脉又是供应心脏本身的氧气和营养物质的重要血管。左、右冠状动脉又分成若干分支动脉,围绕心脏分别供应各个不同的区域。左冠状动脉的前降支负责心脏左右心室前壁、心尖部,以及室间隔的血供;左旋支大部分营养左心室,小部分营养左心房和窦房结;右冠状动脉的分支主要营养右半心脏。当冠状动脉的某个分支发生病变,相应接受营养的心肌就会发生损伤、坏死,造成心肌梗死。

冠状动脉循环所供应的是人体最活跃的器官——心脏。尽管心脏的重量只占全身体重的 0.5% 左右,但是对一个体重 70 千克的人来说,心脏的总血流量相当于每分钟 250 毫升,占心脏总排血量的 5% 左右。这是因为心脏活动所需要的能量几乎完全靠有氧代谢来提供,氧气的消耗占全身的 12%。当冠状动脉发生先天畸形、炎症、血栓、栓塞和粥样硬化等病变时,直接影响心脏的供血,造成心肌缺血、缺氧,导致心脏病的发生。

7. 什么是冠状动脉的侧支循环

在冠状动脉及其分支之间存在着许多侧支或吻合支,它是一种潜在的管道,平时在冠状动脉供血良好的生理情况下,这些侧支或吻合支并不参与冠状动脉的循环;只有当冠状动脉主干发生狭窄或阻塞,而侧支血管两端出现压力差时,或某些足够强的刺激出现时(如严重缺氧),它们才开放并得以发展,血液便可通过这些侧支绕过阻塞部位将血液输送到远侧的区域。这些吻合支逐渐变粗,血流量逐渐增大,便可取代阻塞的冠状动脉以维持对心脏的供血,这些通过侧支或吻合支重新建立起来的循环称为侧支循环。但吻合支或侧支血管的存在并不能说明都有侧支循环的功能,这是因为侧支循环的发展成熟需要较长的时间,且血流量较小,对心肌的保护作用有限。那么,影响侧支循环形成的因素有哪些呢?

(1)冠状动脉阻塞发展的速度:最新病理生理学研究证实,冠状动脉粥样硬化始于儿童及青少年,并随着年龄的增长逐渐加重,局部缺血也日益明显,从而使吻合支的血管发生扩张,血流量增加,补偿缺血心肌的血液供应,这就建立了该部位的侧支循环。如果冠状动脉突然闭塞,侧支循环尚没能形成,从而导致心肌梗死。

(2)冠状动脉闭塞的部位:若冠状动脉闭塞的部位是其开口处或是近端,则主要血流中断,远端的侧支也就成了无源之水。

(3)相邻动脉是否发生了闭塞:如果相邻动脉也发生了闭塞,就失去了形成侧支循环的条件。

8. 影响冠状动脉功能的因素有哪些

机体在不同的状态下,心脏的每搏输出量及其本身能量的消耗是不一样的,因此冠状动脉血流量也不一样。在安静状态下,冠状动脉血流量为每百克心肌每分钟 60～80 毫升。当心肌活动加强时,冠状动脉达到最大血流量,心脏在舒张状态时,冠状动脉血流量可增加到每百克心肌每分钟 300～400 毫升,所以冠状动脉血流量的多少主要取决于心肌的活动。由于冠状动脉血管的大部分分支深埋于心肌内,因此心肌的节律性舒缩对冠状动脉血流产生很大影响,对左冠状动脉影响更大。动脉实验表明,心脏收缩期冠状动脉血流急剧减少,这是因为心脏对心腔产生的压力必须超过主动脉压(即冠状动脉灌注压)才能发生射血。因此,心肌深层(心内膜下心肌)的血管受压最大而血流最少,甚至一些血流因受压而向心外膜血管倒流。射血开始后,主动脉压力升高,冠状动脉主干内的血流略有增加。只有当心脏舒张开始,心肌内压力急剧下降,血管外压力解除,在主动脉压力(舒张压)的驱动下,冠状动脉血流才大大增加。一般来说,左心室在收缩期的冠状动脉血流量只有舒张期的 20%～30%。由此可见,舒张期的主动脉压(舒张压)和舒张期的长短(与心率有关)是决定冠状动脉血流的两个十分关键性因素。

至于神经和激素对冠状动脉血流的影响,在很短时间内就被心肌代谢改变所引起的血流变化所取代。调节冠状动脉血流量的因素主要有物理因素、代谢因素、神经-体液因素和自身调节因素,也是影响冠状动脉功能的因素,其最重要的是代谢因素,即心肌本身的代谢水平。

(1)物理因素:决定冠状动脉血流量的物理因素主要是冠状动脉血管床的阻力和冠状动脉有效灌注压。

①冠状动脉血管床的阻力。正常情况下,血管长度及血液黏滞度变化较小可忽略不计,则冠状动脉阻力主要由血管半径来决定,冠状动脉血流量与阻力血管半径的 4 次方成正比。因此,冠状动脉血管的口径是冠状动脉血流量的决定性因素。冠状动脉血管的口径一方面受冠状动脉血管平滑肌舒缩调节,还受血管外心肌收缩的挤压作用。在一个心动周期中,心肌节律性舒缩对冠状动脉血流的阻力影响很大。左心室在收缩期形成的冠状动脉血管阻力大于心舒期的冠状动脉血管阻力,加之心舒期长于心缩期,故左心室舒张时冠状动脉血流量大,而心缩期的冠状动脉血流量则大大减少。右心室壁薄,收缩时产生的张力小,对冠状动脉血管的挤压程度小,故右心室收缩时对冠状动脉血流量的影响不如左心室明显。

②冠状动脉有效灌注压。是指冠状动脉流入端与流出端之间的压力差,即主动脉压与右心房之间的压力差。因此,冠状动脉有效灌注压是推动冠状动脉血流的动力。当有效灌注压波动在60~180毫米汞柱,冠状动脉血流量仍保持相对恒定。如果灌注压低于这个范围,冠状动脉会发生最大限度的扩张,以防止冠状动脉血流量的减少;若灌注压超过这个范围,血管内压可大于血管平滑肌的收缩力,使血管充胀,血流将代偿性增多。

(2)代谢因素:心肌在代谢中可释放多种舒血管的代谢产物,如二氧化碳、乳酸、氢和腺苷等,其中腺苷是最主要的而且是最强的舒血管物质。当心肌代谢增强、细胞缺氧时,心肌细胞内三磷腺苷分解为二磷腺苷和一磷腺苷,在冠状动脉血管周围间质细胞内5-核苷酸酶作用下,使一磷腺苷分解产生腺苷。腺苷易于透过细胞膜弥散到细胞间隙,作用于阻力血管平滑肌,产生强烈的扩张血管作用,从而增加局部冠状动脉血流,保证心肌代谢活动和改善缺氧状况。

(3)神经因素:冠状动脉受迷走神经和交感神经的支配,迷走神经纤维在冠状动脉中分布较少。迷走神经兴奋，一方面对冠状动脉的直接作用是使血管扩张；另一方面却因使心脏活动减弱，心肌耗氧量降低，血压下降，而间接使冠状动脉血流减少，故迷走神经对冠状动脉血流影响不大。交感神经兴奋的总效应是使冠状动脉血流量增多，一方面直接使冠状动脉血管收缩；另一方面可引起心脏活动加强，动脉血压增加，使冠状动脉血流量增加，同时更重要的是心肌耗氧量增加，代谢产物增多，继发性引起冠状动脉血管扩张。因此，交感神经的直接缩血管作用被心肌代谢增强产生的强有力舒血管作用所掩盖。

(4)体液因素：肾上腺素和去甲肾上腺素通过增加心肌代谢活动和耗氧量，使冠状动脉血流量增加。抗利尿激素可使冠状动脉血管收缩，冠状动脉血流量减少。前列腺素 2 具有扩张冠状动脉作用，而引起冠状动脉收缩的主要是血栓素 A1。冠状动脉内皮细胞可合成前列腺素 2，而且在心肌缺血时前列腺素 2 的合成和释放增加，从而扩张冠状动脉，这也是冠状动脉血流量的一种重要调节。

9. 什么是冠心病

冠心病的全称是冠状动脉粥样硬化性心脏病（图 2），是一种最常见的心脏病，是指因冠状动脉狭窄、供血不足而引起的心肌功能障碍和（或）器质性病变，故又称缺血性心脏病。其症状表现为心前区发生一种压榨性的疼痛，并可迁延至颈、颌、手臂、背部及胃部。冠心病发作的其他可能症状有眩晕、气促、出汗、寒战、恶心及晕厥。严重患者可能因心力衰竭而死亡。

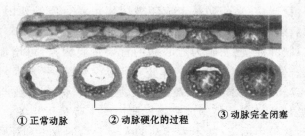

① 正常动脉　　② 动脉硬化的过程　　③ 动脉完全闭塞

图2　动脉粥样硬化示意图

10. 冠心病的病因是什么

本病病因至今尚未完全清楚,但认为与高血压、高脂血症、高黏血症、糖尿病、内分泌功能低下及年龄大等因素有关。

(1)年龄与性别:40 岁后冠心病发病率升高,女性绝经期前发病率低于男性,绝经期后与男性相等。

(2)高脂血症:除年龄外,脂质代谢紊乱是冠心病最重要预测因素。总胆固醇和低密度脂蛋白胆固醇水平与冠心病事件的危险性之间存在密切关系。低密度脂蛋白胆固醇水平每升高 1%,则患冠心病的危险性则增加 2%~3%;三酰甘油是冠心病的独立预测因子,往往伴有低密度脂蛋白和糖耐量异常,后两者也是冠心病的危险因素。

(3)高血压:高血压与冠状动脉粥样硬化的形成和发展关系密切。收缩期血压比舒张期血压更能预测冠心病事件,140~149 毫米汞柱的收缩期血压比 90~94 毫米汞柱的舒张期血压更能增加冠心病死亡的危险。

(4)吸烟:吸烟是冠心病的重要危险因素,是唯一最可避免的死亡原因。冠心病与吸烟之间存在着明显的用量-反应关系。

(5)糖尿病:冠心病是未成年糖尿病患者首要的死因,冠心病占糖尿病病人所有死亡原因和住院率的近 80%。

(6)肥胖症:已明确为冠心病的首要危险因素,可增加冠心病死亡率。体重指数(BMI)=体重(千克)/身高(平方米),在男性 BMI≥27.8,女性 BMI≥27.3 定义为肥胖。体重指数与总胆固醇、三酰甘油增高及高密度脂蛋白胆固醇下降呈正相关。

(7)久坐生活方式:不爱运动的人冠心病的发生和死亡危险性将翻 1 倍。

(8)其他因素:尚有遗传,饮酒,环境因素等。

关于冠心病的遗传因素,有的人因父母有冠心病或心肌梗死,担心自己及其子女也会得这种病,甚至自称他们是"冠心病家族"。

一家几辈都有人患冠心病的情况确实有。这个家族中的年轻人对此病警惕性特别高,也是很自然的。但如把它理解为"命中注定""在劫难逃",那就没有什么积极意义了。因为,这种担忧焦虑的心态不但不利于预防冠心病,甚至可说是心理上的一种危险因素。

遗传因素到底占多大分量,可以通过对冠心病的一些危险因素来分析。肥胖和高脂血症,除一部分有家族性外,大多数为饮食过量、饮食结构不合理及缺乏体力活动所致。糖尿病本身有家族因素,但如注意节食,避免过胖,也能使发病可能性减低;已有糖尿病者,只要进行合理治疗,对心血管的危害性也可明显减轻。高血压也有些家族因素,但又与性情急躁、容易紧张、激动及膳食中摄入盐偏高等有关。至于吸烟、酗酒等,更明摆着是一种不良的生活习惯问题。

由此可见,冠心病和通常所称的遗传性疾病有很明显的区别。某一个家庭内患者较多,往往是由于一家人长期共同生活,有相同或近似的生活习惯,甚至在为人处世的性格上也差不多。例如,吃的咸,喜油腻,不爱活动,工作较真,性格执著,不善于在情绪上自我放松等,这些都主要是后天的。如果深刻认识到它们对健康的不利影响,也完全可以逐渐改变,从而使冠心病发生的可能性降低。事实上,这就是临床医学和流行病学所公认为最省事、最有效的一级预防措施。

与西方人相比,中国人具有更多的、好的有利条件,如传统的日常饮食用植物油,以蔬菜粮食为主,少量肉、蛋及奶类,这是一种符合健康要求的平衡膳食。在体力活动、生活习惯和心理状况方面也有许多可取之处,这些都是我国冠心病较少的原因。不过,中国人膳食中盐摄量较高,约比世界卫生组织的建议量高一倍多,吸烟的人也最多,这些是不好的。随着生活的改善,肥胖、高血脂、高血压、糖尿病等疾病有所上升,也值得注意。在商品经济条件下,人们在心理行为方面还得善于进行调节。

不能说冠心病与遗传因素没有丝毫关系,但从前述可知,在预防冠心病这个问题上,人们是可以有所作为的。消极认命纯属有害无益,"战略上藐视,战术上重视"才是正确的态度。

11. 冠心病分哪几类

世界卫生组织对冠心病分类是:无症状性心肌缺血,心绞痛,心肌梗死,缺血性心肌病,猝死。

(1)无症状性心肌缺血型:又称无痛性心肌缺血或隐匿性心肌缺血,指确有心肌缺血的客观证据(心电活动、左心室功能、心肌血流灌注及心肌代谢等异常),但缺乏胸痛或与心肌缺血相关的主观症状。

(2)心绞痛型:是指由冠状动脉供血不足,心肌急剧、暂时缺血与缺氧所引起的以发作性胸痛或胸部不适为主要表现的一组临床综合征。

(3)心肌梗死型:是指冠状动脉出现粥样硬化斑块,或在此基础上血栓形成,导致冠状动脉的血流急剧减少或中断,使相应的心肌出现严重而持久的急性缺血,最终导致心肌的缺血性坏死,属冠心病的严重类型。

(4)缺血性心肌病型:是指由于长期心肌缺血导致心肌局限性或弥漫性纤维化,从而产生心脏收缩和(或)舒张功能受损,引起心脏扩大或僵硬、充血性心力衰竭、心律失常等一系列临床表现的临床综合征。

(5)猝死型:目前认为,该病患者心脏骤停的发生是在冠状动脉粥样硬化的基础上,发生冠状动脉痉挛或微循环栓塞导致心肌急性缺血,造成局部电生理紊乱,引起暂时的严重心律失常(特别是心室颤动)所致。

12. 冠心病临床表现有哪些

(1)症状:根据冠心病的临床分型,各型的临床症状及表现也不相同。

①心绞痛型。表现为胸骨后的压榨感,闷胀感,伴随明显的焦虑,持续3～5分钟,常放射到左侧臂部、肩部、下颌、咽喉部、背部,也可放射到右臂,有时可累及这些部位而不影响胸骨后区。用力,情绪激动,受寒,饱餐等增加心肌耗氧情况下发作的称为劳力性心绞痛,休息和含化硝酸甘油可缓解。有时候心绞痛不典型,可表现为憋气,晕厥,虚弱,嗳气,尤其在老年人。根据发作的频率和严重程度分为稳定型和不稳定型心绞痛;稳定型心绞痛是指发作1个月以上的劳力性心绞痛,其发作部位、频率、严重程度、持续时间、诱使发作的劳力大小,能缓解疼痛的硝酸甘油用量基本稳定。不稳定型心绞痛是指原来的稳定型心绞痛发作频率、持续时间、严重程度增加,或者新发作的劳力性心绞痛(发生1个月以内),或静息时发作的心绞痛。不稳定型心绞痛是急性心肌梗死的前兆,所以

一旦发现应立即到医院就诊。

②心肌梗死型。梗死发生前1周左右常有前驱症状,如静息和轻微体力活动时发作的心绞痛,伴有明显的不适和疲惫。梗死时表现为胸骨后持续性剧烈压迫感,闷塞感,甚至刀割样疼痛,常波及整个前胸,以左侧为重。部分患者疼痛可沿着左臂尺侧向下放射,引起左侧腕部、手掌和手指麻刺感,部分患者可放射至上肢、肩部、颈部、下颌,以左侧为主。疼痛部位与以往心绞痛部位一致,但持续更久,疼痛更重,休息和含化硝酸甘油不能缓解。有时候表现为上腹部疼痛,容易与腹部疾病混淆。伴有低热,烦躁不安,多汗和冷汗,恶心,呕吐,心悸,头晕,极度乏力,呼吸困难,濒死感,持续30分钟以上,常达数小时。发现这种情况应立即就诊。

③无症状性心肌缺血型。很多患者有广泛的冠状动脉阻塞却没有出现过心绞痛,甚至有些患者在心肌梗死时也没有心绞痛,部分患者可发生心脏性猝死。常规体检时可发现,有些心肌梗死后才被发现。部分患者由于心电图有缺血表现,发生了心律失常,或因为运动试验阳性而做冠状动脉造影才发现。这类患者发生心脏性猝死和心肌梗死的机会和有心绞痛的患者一样,所以应注意平时的心脏保健。心脏性猝死可发生在那些看似健康的人身上,这里主要说的是冠心病中的一个类型,叫做不稳定斑块,因为冠状动脉粥样硬化斑块很小,没有堵塞血管,所以平时没有任何症状。但是,斑块会突然破裂,破裂以后会在局部形成血小板、红细胞组成的血栓,不断增大,而且同时冠状动脉痉挛缩窄,出现严重缺血。然后,发生大面积心肌梗死,甚至死亡。

④心力衰竭和心律失常型。部分患者原有心绞痛发作,以后由于病变广泛,心肌广泛纤维化,心绞痛逐渐减少到消失,却出现心力衰竭的表现,如气紧,水肿,乏力等;还有各种心律失常,表现为心悸;还有部分患者从来没有心绞痛,而直接表现为心力衰竭和心律失常。

（2）冠心病的体征：一般早期无明确的阳性体征，较重者可有心界向左下扩大，第一心音减弱，有心律失常时可闻及期前收缩、心房纤颤等，合并心力衰竭时两肺下部可闻及湿啰音，心尖部可闻及奔马律等。

13. 冠心病需做哪些检查

（1）心电图：心电图是冠心病诊断中最早、最常用和最基本的诊断方法（图3）。与其他诊断方法相比，心电图使用方便，易于普及；当患者病情变化时便可及时捕捉其变化情况，并能连续动态观察和进行各种负荷试验，以提高其诊断敏感性。无论是心绞痛或心肌梗死，都有其典型的心电图变化，特别是对心律失常的诊断更有其临床价值，当然也存在着一定的局限性。

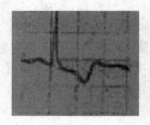 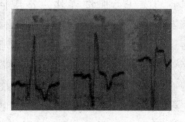

①心肌缺血心电图　　　　　　　　②心肌梗死心电图

图3　心电图检查

（2）心电图负荷试验：主要包括运动负荷试验和药物试验（双嘧达莫、异丙肾上腺素试验等）。心电图是临床观察心肌缺血最常用的简易方法，当心绞痛发作时，心电图可以记录到心肌缺血的心电图异常表现。但许多冠心病患者尽管冠状动脉扩张的最大储备能力已经下降，通常静息状态下冠状动脉血流量仍可维持正常，无心肌缺血表现,心电图可以完全正常。为揭示减少或相对固定的血流量,可通过运动或其他方法,给心脏以负荷,诱发心肌缺血,进而证实心绞痛的存在。运动试验对于缺血性心律失常及心肌梗死后的心功能评估也是必不可少的(图 4)。

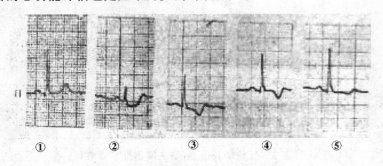

① ② ③ ④ ⑤

图 4　运动负荷试验心电图表现
①安静时;②运动后;③即时 2 分钟;④4 分钟;⑤6 分钟

　　(3)动态心电图:是一种可以长时间连续记录并编辑分析心脏在活动和安静状态下心电图变化的方法。此技术于 1947 年由霍特(Holter)首先运用于监测电活动的研究,所以又称 Holter 监测。常规心电图只能记录静息状态短暂仅数十次心动周期的波形,而动态心电图于 24 小时内可连续记录多达 10 万次左右的心电信号,可提高对非持续性异位心律,尤其是对一过性心律失常及短暂的心肌缺血发作的检出率,因此扩大了心电图临床运用的范围,并且出现时间可与病人的活动和症状相对应。

　　(4)核素心肌显像:根据病史,心电图检查不能排除心绞痛时可做此项检查。核素心肌显像可以显示缺血区,明确缺血的部位和范围大小。结合运动试验再显像,则可提高检出率。

　　(5)冠状动脉造影:冠状动脉造影是目前冠心病诊断的"金标准"。可以明确冠状动脉有无狭窄及狭窄的部位、程度、范围等(图 5),并可据此指导进一步治疗所应采取的措施。同时,进行左心室造影,可以对心功能进行评估。冠状动脉造影的主要指征:对内科治疗下心绞痛仍较重者,明确动脉病变情况已考虑支架置入术或旁路移植手术;胸痛似心绞痛而不能确诊者。

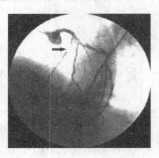

图5　冠状动脉造影(箭头所指处示狭窄)

(6)超声和血管内超声:心脏超声可以对心脏形态、室壁运动及左心室功能进行检查,是目前最常用的检查手段之一。对室壁瘤、心腔内血栓、心脏破裂、乳头肌功能等有重要的诊断价值。血管内超声可以明确冠状动脉内的管壁形态及狭窄程度,是一项很有发展前景的新技术。

(7)心肌酶学检查:是急性心肌梗死的诊断和鉴别诊断的重要手段之一。临床上根据血清酶浓度的序列变化和特异性同工酶的升高等肯定性酶学改变,便可明确诊断为急性心肌梗死。

(8)心血池显像:可用于观察心室壁收缩和舒张的动态影像,对于确定室壁运动及心功能有重要参考价值。

14. 冠心病有何特点,如何自测

(1)特点

①冠状动脉粥样硬化。为最常见的狭窄性冠状动脉疾病,特

别是肌壁外冠状动脉支的动脉粥样硬化。冠状动脉近侧段之所以好发动脉粥样硬化,是由于它比所有器官动脉都靠近心室,因而承受最大的收缩压撞击。再者,冠状动脉血管树由于心脏的形状而有多数方向改变,因此亦承受较大的血流减应力。

●好发部位。据我国对 6 352 例尸检统计,病变的总检出率、狭窄检出率和平均级别均以前降支最高,其余依次为右主干、左主干或左旋支、后降支。

●性别差异。20～50 岁病变检出率,男性显著高于女性;60 岁以后男女无明显差异。

●病变特点。冠状动脉粥样硬化斑块的分布多在近侧段,且在分支口处较重;冠心病早期斑块分散,呈节段性分布,久而久之,随着疾病的进展,相邻的斑块可互相融合、增大,在横切面上斑块多呈新月形,管腔呈不同程度的狭窄。有时可并发血栓形成,使管腔完全阻塞。根据斑块引起管腔狭窄的程度可将其分为 4 级:Ⅰ级,管腔狭窄在 25％以下;Ⅱ级,狭窄在 26％～50％;Ⅲ级,狭窄 51％～75％;Ⅳ级,管腔狭窄在 76％以上。

②冠状动脉痉挛。多年来,学术界一直围绕着冠状动脉痉挛是否是缺血性心脏病的原因这一问题进行争论。有人研究心源性急性死亡病例中发现,其冠状动脉血栓形成的发病率仅为 30％,在发作后 12 小时内死亡的患者中也只占 50％,故认为至少有相当部分病例是由于冠状动脉痉挛引起的。近年来,由于心血管造影技术的开展,已证实冠状动脉痉挛可引起心绞痛和心肌梗死。

③炎症性冠状动脉狭窄。冠状动脉的炎症可引起冠状动脉狭窄,甚至完全闭塞而造成缺血性心脏病,如结节性多动脉炎、巨细胞性动脉炎、高安动脉炎、韦格纳(Wegener)肉芽肿病等均可累及冠状动脉。此外,梅毒性主动脉炎亦可造成冠状动脉口狭窄,但都比较少见。

(2)冠心病自测:冠心病是中老年人的常见病和多发病,处于这个年龄阶段的人,在日常生活中如果出现下列情况,要及时就医,尽早发现冠心病。

①劳累或精神紧张时出现胸骨后或心前区闷痛,或紧缩样疼痛,并向左肩、左上臂放射,持续3～5分钟,休息后自行缓解者。

②体力活动时出现胸闷、心悸、气短,休息时自行缓解者。

③出现与运动有关的头痛、牙痛、腿痛等。

④饱餐、寒冷或看惊险影片时出现胸痛、心悸者。

⑤夜晚睡眠枕头低时,感到胸闷憋气,需要高枕卧位方感舒适者;熟睡,或白天平卧时突然胸痛、心悸、呼吸困难,需立即坐起或站立方能缓解者。

⑥性生活或用力排便时出现心慌、胸闷、气急或胸痛不适。

⑦听到噪声便感到心慌、胸闷者。

⑧反复出现脉搏不齐,不明原因心跳过速或过缓者。

15. 冠心病的并发症有哪些

(1)心律失常:冠心病并发心律失常是急性心肌梗死的最常见并发症,尤以室性心律失常居多,临床常见室性心动过速、频发性室性期前收缩、心室颤动等,是急性期死亡的主要原因之一。

(2)急性心肌梗死并发心力衰竭:心力衰竭是急性心肌梗死常见和重要的并发症。

(3)冠心病并发心源性休克:心源性休克是指直接由于心室泵功能的损害而导致的休克综合征。

16. 如何预防冠心病

(1)防发病:一级预防,防患于未然。

一级预防是从源头上阻止心血管病的发生,最为重要,主要内容包括:多重危险因素的控制,如吸烟、高血压、血脂异常、糖尿病、肥胖、静息生活方式。现代模式强调应对同时多种危险因素的综合控制。一级预防是最基本的预防措施,是改变不健康的生活方式。世界心脏联盟宣布 2000 年为第一个世界心脏日(9 月 24 日),以后每年 9 月的最后一个星期日为世界心脏日。鼓励公众增加体育活动,提倡有氧代谢运动,如走路、跑步、跳绳、骑自行车、滑旱冰、球类等,推荐跳绳作为促进有氧运动的方法。健康饮食和戒烟。强化降血压、调血脂治疗。

(2)防事件:发生急性冠心病事件的基础是冠状动脉内不稳定的斑块及其破裂后引发不同程度的血栓,半数以上事件无先兆,突然发作;为降低恶性事件的发生率,应坚持降血压、降血脂及强化抗血栓治疗。

(3)防后果:即使发生了急性冠心病事件,仍应努力降低或防止致残或致死的后果,积极推广使用抗血栓、溶栓、降血脂,并可进行经皮冠状动脉腔内成形术及冠状动脉支架介入治疗。

(4)防复发:开展一、二级预防,是对极高危人群再发严重心血管事件的重要措施,ABCDE 防线具有重要意义。

A——阿司匹林、血管紧张素转化酶抑制药。

B——β-受体阻滞药,控制血压。

C——调血脂、戒烟。

D——控制血糖,控制饮食。

E——锻炼和教育。

(5)防治心力衰竭:做好一、二级预防可防止心力衰竭的发生。

(6)具体防治措施

①合理饮食,不要偏食,不宜过量。要控制高胆固醇、高脂肪食物,多吃素食。同时要控制总热能的摄入,限制体重增加。

②生活要有规律,避免过度紧张,保持足够的睡眠,培养多种

兴趣爱好;保持情绪稳定,切忌急躁、激动或闷闷不乐。

③保持适当的体育锻炼活动,增强体质。

④统计资料表明,不喝茶的冠心病发病率为 3.1%,偶尔喝茶的降为 2.3%,常喝茶的(喝 3 年以上)只有 1.4%。此外,冠心病的加剧与冠状动脉供血不足及血栓形成有关,而茶多酚中的儿茶素,以及茶多苯酚在煎煮过程中不断氧化形成的茶色素,经动物体外实验均提示有显著的抗凝、促进纤溶、抗血栓形成等作用。

⑤吸烟可使动脉壁收缩,促进动脉粥样硬化;而酗酒则易情绪激动,血压升高。要求患者不吸烟、不酗酒。

⑥积极防治老年慢性疾病,如高血压、高血脂、糖尿病等,这些疾病与冠心病关系密切。

⑦下列患者达标血压应为 130/80 毫米汞柱,包括糖尿病、慢性肾病、冠心病等危状态、颈动脉病(颈动脉杂音、超声或血管造影证实有颈动脉异常)、周围动脉病、腹主动脉病。弗雷明罕(Framingham)危险评分≥10%。无以上情况者达标血压为 140/90 毫米汞柱。有心肌缺血表现患者,血压应慢慢下降;糖尿病患者或 60 岁以上者舒张压<60 毫米汞柱要谨慎降压。老年高血压病患者脉压大,收缩压下降时,舒张压也会降得很低(<60 毫米汞柱),要密切注意心肌缺血症状。

17. 冠心病患者注意事项有哪些

(1)预防重于治疗,如高血压、高脂血症、糖尿病等应及早治疗。

(2)调整环境,精神放松,维持愉快平稳的心情。

(3)养成每日运动的习惯,每次运动 20～60 分钟为宜,可渐进增加。避免屏气用力的活动,如举重、拔河、推重物等。运动时如有任何不舒服应立即休息（必要时先服药）。

（4）均衡的饮食习惯及适当的热能控制（勿暴饮暴食），采取低盐、低胆固醇、低脂肪及高纤维饮食为主。

（5）维持正常的排泄习惯，避免便秘（避免屏气用力排便）。

（6）维持理想的体重。理想体重的算法是，男性：（身高－80）×0.7±10％；女性：（身高－70）×0.6±10％。

（7）禁烟并拒吸二手烟。

（8）勿过量饮用含酒精、咖啡因等刺激性饮料。

（9）随身携带硝酸甘油药片及小卡片（注明：紧急联络人、姓名、电话、疾病），胸闷、胸痛时立即舌下含服药片，当服药无效或发病时切勿惊慌，应安静休息，争取时间送医院救治。

（10）定期返院复查，并按时正确服用药物。

（11）冠心病患者除注意以上的事项外，还应注意以下几方面：

①冠心病与天气的关系。冠心病患者受寒冷的刺激，会使血压上升，心率加快，心脏需氧指数相应增高，然而有病变的冠状动脉不能根据心脏的需要相应增加对心脏的血液供应。而且经口和鼻吸入的冷空气还可反射性地引起冠状动脉收缩，对心脏供血减少。寒冷刺激使心脏血液供应需要量增加，又因冠状动脉的收缩而减少了对心脏的血液供应量，两方面均能促使心肌缺血，诱发心绞痛。如果心肌缺血很严重或持续时间很长，则易发生心肌坏死，即为急性心肌梗死。此外，寒冷还可能影响血小板的功能，使其黏滞度增高，易形成动脉血栓。因此，冠心病患者在寒流突降，大风骤起时，要做好预防，以免病情恶化。具体措施是：注意保暖，出门时最好戴口罩，以防冷空气刺激；避免迎风疾走；避免疲劳、紧张、激动；避免引起冠心病发作的其他诱因，如吸烟、饱餐等；坚持预防用药。

②长期夜间工作易患冠心病。丹麦国家职业健康研究院的专家在全国开展了一项大规模调查表明，夜间工作者易患冠心病。

专家们以 1 293 888 名 20～59 岁的男性作为调查对象,分白天、夜间两组进行为期 1 年的随访调查。结果表明,夜间工作组因冠心病入院治疗者比白天工作组多 1.15 倍。专家认为,主要原因是夜间工作者身体的 24 小时正常生物节律被打乱,易导致体内各脏器功能失调,睡眠欠佳,影响身体恢复和休整;饮食改变,吸烟增加,体育活动减少;社交活动减少,易导致精神压力增加等。上述诸因素均可能增加冠心病发病危险。

③冠心病患者应注意科学睡眠。晚餐应清淡,食量也不宜多,宜吃易消化的食物,并配些汤类,不要怕夜间多尿而不敢饮水,饮水量不足可使夜间血液黏稠;睡前看电视也应控制好时间,不要看内容过于刺激的节目;按时就寝,养成上床前用温水泡脚的习惯,然后按摩双足心,以解除疲乏。冠心病患者宜采用头高脚低、右侧卧位的体位,可减少心绞痛的发生。冠心病患者若病情严重,已出现心力衰竭,则宜采用半卧位,以减轻呼吸困难,避免左侧卧或俯卧。清晨是心绞痛、心肌梗死的多发时刻,而最危险的时刻是刚醒来的一刹那。因此,冠心病患者早晨醒来的第一件事不是仓促穿衣,而是仰卧 5～10 分钟,进行心前区和头部的按摩,做深呼吸、打哈欠、伸懒腰、活动四肢,然后慢慢坐起,再缓缓下床,慢慢穿衣。起床后及时喝一杯温开水,以稀释变稠的血液。

18. 冠心病治疗方案有哪些

(1)药物治疗:药物治疗是最基本的治疗方案,任何患者一旦确诊,药物治疗要终身维持。当药物治疗效果欠佳或无效时应尽早做冠状动脉造影,对冠状动脉病变作出详细的评估,然后根据患者的冠状动脉病变情况,结合患者的经济状况决定是否选择介入治疗和(或)冠状动脉搭桥手术。

(2)介入治疗:介入治疗创伤小、恢复快,能迅速解决冠状动脉狭窄,缓解心肌缺血,改善生活质量。缺点是花费大,部分患者不适合做介入治疗,部分患者会出现扩开的血管再次狭窄。

（3）冠状动脉外科旁路术（搭桥术）：搭桥术效果可靠,费用高,但需开胸手术,创伤较大,恢复时间较长。

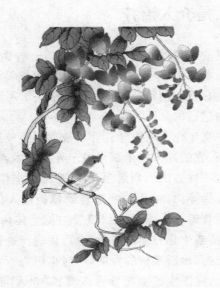

二、介入治疗

(一)概　述

19. 什么是介入治疗

介入治疗是应用现代高科技手段进行的一种微创性治疗，就是在医学影像设备的引导下，将特制的导管、导丝等精密器械引入人的体内，对体内病灶进行诊断和局部治疗。介入治疗的多数项目都是在血管内进行的。

介入治疗来自于介入放射学。介入放射学是放射学领域的一个新的分支学科，它的许多技术都来源于外科手术，被放射学专家所采用和改良的一种方法。利用 X 线透视、CT 定位、B 型超声仪等医疗影像设备做导向，将特制的导管或器械经人体动脉、静脉、消化系统的自然管道或手术后的引流管道抵达体内病变区域，取得组织细胞、细菌或生化方面的资料，也可以进行造影摄片获得影像学资料，从而达到诊断疾病的目的，同时也可进行各种特殊的治疗。目前，介入治疗医生已能把导管或器械"介入"到人体几乎所有的血管分支、消化道和其他特定部位，运用于疾病的治疗。冠心病的介入治疗，在医学专业上称之为"经皮冠状动脉介入治疗"，现在一般将其简称为"冠状动脉介入治疗"。

介入治疗是国际上现代尖端科技用于医疗临床的最新产物，20 世纪 80 年代后期在欧美国家被广泛用于临床。从 1993 年进入我国,已经有 19 年的历史。对于心血管疾病治疗,目前很多医院普遍采用介入疗法治疗,如采用球囊扩张技术,改善二尖瓣狭窄;采用支架置入技术,解除胸主动脉狭窄等。这种疗法有旋切、封堵、溶栓、支架等措施,已被公认是治疗心血管疾病的一种新的、可靠的疗法。

介入治疗是国际上近三十多年来迅速发展起来的一门融医学影像和临床治疗学于一体的新兴边缘学科,涉及人体消化、呼吸、心血管、神经、泌尿、骨骼等多个系统,以及内、外、妇等多个专科的诊断和治疗,为治疗癌症、心血管疾病等开拓了新的诊治途径,且方法简单、安全、有效、并发症少。其特点是在影像学方法(如 X 线、电视)的引导下,经皮(皮肤)直接穿刺插管,到达病变部位,通过血管造影等手段,采集病理学、生理学、细胞学、细菌学等检查资料,进行药物灌注、血管栓塞或扩张成形及体腔引流等的"非外科手术"方法诊治多种疾病。由于是"有的放矢",因此治疗针对性强,对周围组织无损伤,无手术并发症。

20. 冠心病介入治疗的发展经过几个阶段

(1)第一阶段,单纯球囊扩张术:单纯球囊扩张取得良好的临床效果的同时,也存在许多尚待解决的问题。1992 年以前,冠心病的介入治疗仅局限于单纯球囊扩张。人们在认同纯球囊扩张术良好的临床效果的同时,也不可否认其存在着一些尚待解决的问题,如球囊扩张术后的急性血管闭塞;术后中远期靶血管再狭窄率高达 30%～50%;弥漫性血管病变、慢性完全闭塞病变及对于纤维化或钙化病变手术成功率低等,均困扰着介入治疗的发展。

(2)第二阶段,冠状动脉血管内支架术:支架置入术拓宽了冠心病介入治疗的适应证,但并不能从根本上防治再狭窄。冠状动脉支架术的临床应用基本上解决了介入治疗术后急性血管闭塞的问题,并且通过改善血管的负性重塑使靶血管中远期再狭窄率较单纯球囊扩张术下降了15%左右。但是,从临床资料分析来看,单纯的支架置入术并不能从根本上防治再狭窄,随后的研究人们更加关注介入治疗术后再狭窄发生的病理生理机制,针对其发生机制的实验和临床研究越来越多。

(3)第三阶段,支架置入术由于有效地制止了血管弹性回缩和负性重塑,使再狭窄率有所降低,但由于血管壁损伤、血栓形成及炎性反应刺激各种生长因子和细胞因子产生,通过血管平滑肌受体使平滑肌细胞分裂,导致平滑肌细胞增生、基质分泌,平滑肌细胞并向内膜迁移,使新生内膜过度增生、内膜增厚,导致再狭窄,支架置入术后再狭窄发生率仍达20%～30%。支架携带抑制平滑肌细胞增生的药物,则可以抑制新生内膜增生,从而抑制再狭窄的发生。经过20世纪末的大量实验研究,21世纪这一设想已经成为现实,药物洗脱支架的临床应用取得了显著的效果,成为冠心病介入治疗新的里程碑。

21. 冠心病介入治疗现状如何

(1)介入治疗的特点

①适应证不断扩展。近年来,无论是冠心病介入治疗的器械,还是介入治疗的手段,都有了很大程度的改进,介入治疗方面的经验日益丰富,循证医学的证据越来越明确,这就决定了介入治疗的适应证在不断拓宽。

三十年来,适应证发展主要表现在从稳定型心绞痛到不稳定性心绞痛及各种类型的急性冠状动脉综合征;从单支血管到多支血管经皮冠状动脉腔内成形术;从择期经皮冠状动脉腔内成形术到急诊经皮冠状动脉腔内成形术;从简单病变到复杂病变和不稳定斑块;从非完全闭塞病变到慢性完全闭塞病变;从被保护左主干病变到未被保护左主干病变。一言道之，从过去的禁忌证变成今日的适应证，从绝对禁忌证发展为相对禁忌证，使更多患者可从中受益。

直接经皮冠状动脉腔内成形术和直接支架术可作为急性心肌梗死的首选治疗措施，旨在达到早期开通梗死支，以有效限制梗死面积、保存和改善左心室功能，并同时减少残留狭窄以降低再闭塞率的双重治疗目的。1983年，哈特兹勒（Hartzler）首次报道该技术对急性心肌梗死的患者诊断冠状动脉腔内成形术的成功，改变了急性心肌梗死治疗的策略。人们从回顾分析直接经皮冠状动脉腔内成形术对急性心肌梗死的治疗好处，进而发展到组织前瞻性随机对比研究。

未被保护左主干冠状动脉的介入治疗也是人们近年来开拓和探索的另一个新的领域，它代表介入技术和术者经验的成熟，已从绝对禁忌证转变为相对禁忌证。从1999年有少数专家报道的例数不多的材料来看，在这些术者手中未被保护左主干冠状动脉病变的支架治疗结果是理想的，手术成功率达90％以上，术后1年心脏意外和再次血运重建发生率为18％，2年为23％。但有报道未被保护左主干冠状动脉介入手术组病死率高达9.1％，而被保护左主干冠状动脉组病死率仅0.5％，因而认为不宜提倡；也有报道左主干冠状动脉介入治疗术后的猝死率高于其他病变。因此，对未被保护左主干冠状动脉病变介入治疗有待于进一步研究，适应证选择从严为宜。从未被保护左主干冠状动脉介入治疗的安全性考虑，其适应证顺序为：左主干冠状动脉体部孤立病变、左主干冠状动脉口部孤立病变、不影响前降支和（或）回旋支开口的左主干冠状动脉末端病变、左主干冠状动脉末端和前降支及回旋支开口部的前三叉病变。应再次强调，未被保护左主干冠状动脉病变介入治疗需从严掌握，应因人而异，慎重考虑，对大部分患者和医院宜首选冠状动脉搭桥术。

②手术近期疗效和远期疗效不断提高。已结束的多项经皮冠状动脉腔内成形术与冠状动脉旁路移植术的随机对照临床试验显示:在药物洗脱支架问世前,根据经皮冠状动脉腔内成形术与搭桥术对比研究结果,单支病变患者经皮冠状动脉腔内成形术组与冠状动脉旁路移植术组相比,两组病死率相同,住院期间心肌梗死发生率组略高于经皮冠状动脉腔内成形术组,但需靶病变血管重建者经皮冠状动脉腔内成形术组显著高于搭桥术组,然而 3 年时两组心绞痛发生率相似。人们期待的多支病变支架置入术与搭桥术的随机临床试验结果也已经公布,根据精确放射治疗与质量保证系统的随机对照研究,两组病死率相似,但糖尿病患者冠状动脉旁路移植术组存活率高于支架组,1 年时主要心脏事件发生率支架组明显高于搭桥术组。对于多支病变合并左心功能不全患者(射血分数<40%),特别是并发糖尿病、不稳定型心绞痛、高危形态病变和(或)前降支近端病变者,如果经皮冠状动脉介入治疗不能达到完全性血管重建,最好行冠状动脉旁路移植术治疗。在药物洗脱支架广为应用的今天,经皮冠状动脉腔内成形术近期疗效和远期疗效已较以往有明显的提高,无疑将成为冠心病患者更为理想的治疗手段。

(2)介入手段的应用

①药物洗脱支架。药物洗脱支架的应用尽管还存在许多不确定因素,但从目前的临床结果来看,术后再狭窄的发生率<10%已毋庸置疑。随着临床试验的进一步完善,左主干病变、再狭窄病变、分叉处病变、静脉桥病变都可能成为药物洗脱支架置入术的适应证。药物洗脱支架确定对冠心病血运重建治疗产生深远影响。

②远端血管保护装置。远端血管保护装置的应用,主要是解决介入治疗中斑块碎屑脱落及微小血栓形成所引起的心肌灌注受损和心肌坏死,尤其是在急性心肌梗死的靶血管介入治疗和大隐静脉旁路移植血管的介入治疗中应用较多。最近的研究结果表

明,在伴有血栓形成的高危病变介入治疗中应用远端血管保护装置,通过增加介入治疗的安全性,改善介入治疗的近期和远期效果而使患者获益。

③血管内超声。血管内超声目前已成为冠心病介入治疗的主要辅助手段之一。一方面,血管内超声对决定是否进行介入治疗的临界病变可以做出更明确的判定;另一方面,通过血管内超声检查可以使冠状动脉靶病变的治疗结果更趋于完美。例如,在合理评估"不理想"的介入结果,以及是否采用进一步治疗措施时,血管内超声就显得尤为重要。

22. 冠心病介入治疗及其进展如何

自 1977 年德国医生格鲁恩兹(Gruentzig)成功地完成了世界上第一例经皮冠状动脉腔内成形术,冠心病介入治疗已有 45 年历史。冠心病的临床治疗主要包括 3 种治疗方案:药物治疗、介入治疗和心外科冠状动脉搭桥手术。冠心病介入治疗是指不通过外科开胸手术,不需要全身麻醉,通过外周动脉穿刺(一般为股动脉或桡动脉),在 X 线引导下从腔内开通狭窄的冠状动脉。介入治疗时患者是清醒的,局部麻醉下穿刺动脉成功后送入心导管。介入治疗较手术治疗疗效可靠、迅速、直接,风险较搭桥术明显减少,术后 2～4 日可恢复一般的日常生活,因此在西方发达国家,冠心病的 3 种主要治疗中,目前接受介入治疗的患者比例占首位。介入治疗适合绝大多数冠心病患者,包括老龄、高危患者、心功能不全及部分复杂、多支冠状动脉病变的患者。然而,目前冠心病介入治疗最大的问题是目前无法克服的再狭窄,这也是冠心病介入治疗领域一项重要研究课题。目前,冠心病介入治疗中最常用、最基本的有:经皮冠状动脉腔内成形术,是通过穿刺皮肤将导管插入血管内,使用特制的球囊导管到达狭窄的冠状动脉,通过加压扩张球囊,使狭窄打开;冠状动脉内支架置入术,是在经皮冠状动脉腔内成形术球囊扩张的基础上在狭窄的部位置入支架,目前 80%~90% 的病变需要置入支架。经皮冠状动脉腔内成形术的主要问题是,对某些病变如严重钙化性病变、显著偏心性和弥漫性狭窄及其冠状动脉开口、分叉部位病变效果不好。研究显示这主要与球囊扩张后早期血管弹性回缩、晚期血管重塑或内膜过度增生有关。1987 年,西格瓦尔特(Sigwart)首先将冠状动脉支架置入术应用于临床,是冠心病治疗的第二个里程碑,在首次介入治疗时置入支架可显著降低再狭窄发生率。冠状动脉开口及分叉部位病变应用单纯经皮冠状动脉腔内成形术的效果差,是介入治疗的难点,原因是开口部弹性纤维多,容易发生弹性回缩,且往往伴有钙化,球囊不易扩张;分叉部病变由于斑块的移动和弹性回缩,出现并发症和长期预后欠佳。支架置入术的应用很大程度上弥补了单纯经皮冠状动脉腔内成形术的不足。溶栓治疗有其局限性,经皮冠状动脉腔内成形术也可以作为急性心肌梗死治疗的一种替代疗法。荟萃分析表明:与溶栓疗法相比,经皮冠状动脉腔内成形术亦减少死亡率、再次梗死和脑卒中的发生率。近年来,冠状动脉支架置入术应用日趋广泛。当然,支架同样没有完全解决再狭窄的问题,针对支架内再狭窄,已试用各种治疗技术,但效果均不理想,应以预防为上策。研究人员开始寻找能够防止内膜过度增生的药物,并试图将其带在支架上,以真正达到预防再狭窄的目的,西罗莫司(雷帕霉素)涂层支架是目前最有希望的产品。前瞻性研究显示,西罗莫司涂层支架再狭窄率显著低于裸金属支架。药物洗脱支架的研究和应用,在解决介入治疗再狭窄方面获得了令人信服的证据,但对其安全性的观察和研究一直在开展。非心脏死亡增多的原因尚不清楚,可能包括涂层药物降低了人体免疫机制,承载药物的载体可能促发或者加重炎症过程。对药物洗脱支架重新评估,一是需要更长的时间观察,二是需要对心肌梗死、心脏性死亡和总死亡率等有关预后终点的评估。对已经接受药物洗脱支架的患者,尽可能延长联合使用阿司匹林和氯吡格雷的时间,从目前 9～12 个月延长到 2 年,同时注意出血的风险。2006 年,世界心脏病学术大会和欧洲心脏病学术大会对药物洗脱支架的安全性进行了评估,长期随访结果表明,与裸金属支架比较,药物洗脱支架不但没有降低总死亡率和心肌梗死的预后终点,反而有增加这些预后终点的趋势,并且随访时间越长,这种危险增加越明显。同样须指出,非心脏死亡主要由癌症所致。该次大会也对介入治疗的方向作出了规范性指南:急性心肌梗死、高危不稳定型心绞痛和药物不能控制的顽固心绞痛患者,介入治疗有明确的获益;而对稳定型心绞痛患者死亡率和心肌梗死的预防,介入治疗无任何作用。适宜经皮冠状动脉介入治疗者,对于直径≥3 毫米的大血管病变,应使用廉价裸金属支架,对于糖尿病、小血管、长病变可选药物洗脱支架;对于左主干冠状动脉和多支病变,尤其伴有糖尿病的患者,仍应首先考虑"冠状动脉搭桥手术"。近年来,不断有新的介入治疗方法问世,冠心病的介入治疗已不再是单纯经皮冠状动脉腔内成形术,切割球囊技术、冠状动脉内斑块旋切旋磨技术、冠状动脉内血栓抽吸术＋远端保护装置、激光血管成形术和近年来颇受重视的基因治疗等已呈百花齐放之势。介入治疗虽然取得了显著的进步,更为重要的是介入治疗必须与有关药物治疗紧密结合,才能更加充分地发挥介入治疗的显著优势。近年来,冠心病药物治疗也取得了很大的进展,尤其是抗血小板药物、β-受体阻滞药、血管转化酶抑制药,以及他汀类调脂药物在介入治疗中也有重要作用。未来将是以药物洗脱支架为主导的、不断改进的金属裸支架和非金属支架共有的时代。

23. 我国冠状动脉介入治疗进展如何

冠心病是我国目前主要的健康杀手之一。统计数据显示，每年每 105 例死亡患者中就有 42 例患者死于冠心病。值得关注的是，我国的冠心病发病率近年来呈逐年增长趋势。在北京举行的 2009 中国介入心脏病学大会上，中国工程院院士、大会主席高润霖说，近年来我国的介入心脏病学取得了突飞猛进的发展，年介入例数从 1999 年的不足万例增加到目前的近 19 万例，有越来越多的患者需要通过置入支架来治疗冠心病。大会上公布的临床数据显示，与第一代紫杉醇药物洗脱支架相比，冠心病患者接受新一代依维莫司药物洗脱支架治疗 2 年，可降低主要心血管不良事件发生的风险。

关于支架国产化的问题，高院士说，这几年发展形势很好，一些新型支架已经上市，一些正在临床试验之中。国产支架可以降低患者的经济负担，也可促使进口支架降低价格。最近，复旦大学附属中山医院血管外科符伟国教授率领的学术科研团队，在主动脉夹层的腔内治疗技术上取得新进展。这一成果已在国外权威专业杂志《循环》上发表，成为我国主动脉夹层腔内治疗领域研究中的一个新里程碑。符伟国说，国产器具的研发也是研究工作的重点，用于主动脉夹层治疗的一款支架有 3 项专利。

据专家介绍，慢性闭塞病变的介入治疗在冠状动脉介入治疗中极富挑战性，被许多医生当作"未被攻克的最后的堡垒"。以葛均波教授为主编，并融入 19 位权威专家参与讨论编订的《冠状动脉慢性完全闭塞病变介入治疗》一书在历经 3 年数易其稿后，终于在此次国际会议上宣布正式出版，这不仅可以作为我国介入医师临床病例及治疗策略的参考指南，同时也进一步规范了临床介入诊疗技术。

在放射检查和介入诊断治疗中,离不开对比剂(造影剂)的使用,随着对比剂的临床应用日益广泛,对比剂肾病也成为肾衰竭的一个重要原因而为医学界所关注。怎样避免对患者肾脏的损伤,预防对比剂肾病的发生,在此次会上来自国内外的专家学者分别就我国对比剂临床应用的现状和发展,以及目前备受关注的对比剂黏度影响、对比剂肾病的机制进行了详细介绍。通过对发病机制的深入研究发现:黏度作为对比剂的一个重要理化指标,对对比剂肾病的发生存在重要影响。解放军总医院心内科主任陈韵岱教授表示,作为临床医师,在给高危患者使用对比剂的过程中,有必要深入了解各种对比剂的特点及患者的实际情况,加强预防,应从对已有基础肾脏疾病和糖尿病的控制、尽量减少对比剂用量、分次进行介入手术等多方面考虑。

另外,作为心脏介入医生的有力助手,新一代冠状动脉影像新技术——光学相干断层成像技术,目前我国达到了与欧洲同步使用的进程,是继 X 线、CT、MRI 和超声诊断技术之后的又一种新的血管内成像方法。它综合光学技术、超灵敏探测技术和计算机图像处理技术,能够快速获得血管横断面高分辨率的微观结构图像。到目前为止,光学相干断层成像技术是分辨率最高的血管内成像技术,精确度远高于任何现有的心血管成像方式,被称为"体内的组织学显微镜",目前临床已开始使用。

24. 冠心病介入治疗进展所关注的问题是什么

(1)对冠状动脉循环的进一步理解已从大血管深入到微循环水平:大规模临床研究结果表明,急性心肌梗死急诊冠状动脉介入治疗使冠状动脉再通后,10%～30% 的患者可出现无再灌注或慢血流现象,未能达到心肌组织的有效再灌注,结果使其再梗死、恶性心律失常和心力衰竭的发生率和死亡率明显增加，严重影响急性心肌梗死患者的预后；研究亦表明，即使恢复冠状动脉血流为血流速度分级3级，也未必能达到心肌完全再灌注。所以，改善心肌再灌注已成为当今治疗急性心肌梗死的最终目标。

目前，针对上述影响因素所采取的改善心肌再灌注的措施有：冠状动脉远端保护装置；斑块旋切和抽吸装置；血小板糖蛋白Ⅱb／Ⅲa受体拮抗药；血管扩张药等。

（2）对冠状动脉不稳定斑块的识别与判断来决策介入治疗方案：不稳定斑块的破裂、血小板聚集、血栓形成致冠状动脉闭塞是急性冠状动脉综合征的发病机制已成为共识。研究表明，不稳定斑块具有以下特征：薄的纤维帽，较大的脂核，较多的巨噬细胞浸润，严重的内皮功能不全，较强的凝血功能等。斑块是否破裂取决于内因、斑块的内在组织特性和外因、斑块所受的应力应变关系的相互作用，其内因起着主导作用。对不稳定斑块的准确识别，以及探索稳定斑块的方法具有重要临床意义。近年来，国内外学者已采用多种技术检测不稳定斑块，包括冠状动脉造影、血管内超声弹性图、血管镜、磁共振、冠状动脉内导丝温度测定、拉曼光谱学检查、激光相干断层显像、斑块pH测量法等，但何种技术对于检测不稳定斑块具有最高的敏感性和特异性尚不明了。冠状动脉造影显示的稳定性斑块表现为同心狭窄、边缘光滑且无充盈缺损，其显示的复合性损伤（边缘不规则、突出、溃疡等）多为不稳定性斑块。然而，由于其只能提供管腔的二维图像，而不能显示管壁、斑块的特殊性改变，在评估冠状动脉病变方面就存在不可避免的缺陷。血管内超声能提供管腔、管壁横截面图像，分辨出斑块的大小、组成成分及分布情况，在斑块稳定性诊断上具有一定的优势，被认为是诊断冠心病的新的金标准。其他方法尚处于临床研究阶段，应用尚未普及。关于易损斑块的干预性治疗有药物治疗和介入治疗，均以稳定斑块和减少心血管事件发生为目的。

（3）无创性冠状动脉成像技术的临床应用：与传统的有创检查手段如选择性冠状动脉造影相比，无创性冠状动脉成像技术更易于为患者接受。主要原因是该检查给患者带来的负面影响较小，如可避免手术并发症和降低病死率，且其与有创性检查结果有较好的相关性。这样，无创性冠状动脉成像技术的临床应用就可以广为患者接受并可较早地检出人群中的冠状动脉病变，进行干预。同时，它也可作为介入治疗后的随访手段之一，并为临床研究提供了有力措施。

（4）基因治疗和生物介入手段的应用：20 世纪 90 年代以来，随着心血管基础研究的进展，人们发现一些在机体生理和病理性的血管生成中，起重要作用的生长因子能够促进缺血组织的血管新生，加速侧支循环的建立，有可能通过直接提高缺血区血供来改善组织缺血，并将外源性导入这类生长因子用于促进血管新生的方法统称为治疗性血管生成。这一方法为冠心病的治疗提供了新的思路，也成为近年来研究的热点。研究较多的是血管内皮生长因子和成纤维细胞生长因子。从目前的临床试验结果来看，应用生长因子基因治疗冠心病具有可行性，具有广阔的前景，有望能安全、有效地应用于临床。

干细胞是一类未分化的细胞或原始细胞，是具有自我复制能力的多潜能细胞。在一定的条件下，干细胞可以定向分化成机体内的功能细胞，形成任何类型的组织和器官，以实现机体内部构建和自我康复能力。近几年的动物实验和临床试验结果显示，骨髓干细胞移植为心血管疾病的治疗开辟了一条崭新的途径，以淋巴细胞分离液分离得到的骨髓单个核细胞液具有多种类型的骨髓细胞核细胞生长因子，与单一类型干细胞的移植相比，可能更有效地促进梗死心肌的修复，且具有不需要体外培养和增殖的优点。目前，临床常见的干细胞移植途径主要包括：开胸后经心外膜进行心肌内注射、应用心脏自动导航系统经心内膜行心肌内注射、经梗死相关血管注射骨髓干细胞 3 种途径。

25. 冠心病介入治疗循证医学研究进展如何

近 10 年来,循证心血管医学的飞速发展对冠心病的血运重建治疗产生了极为深远的影响。有关冠心病介入治疗的临床试验如雨后春笋般不断涌现。其中,除部分试验采用替代终点指标(如临床症状、影像学等)外,大量研究还采用了预后终点指标(如总死亡率、主要心血管事件发生率等)。

(1)急性心肌梗死的介入治疗:荷兰兹沃勒对心肌梗死研究及其长期随访结果表明,急性心肌梗死直接经皮冠状动脉腔内成形术的近期和远期疗效优于链激酶(SK)溶栓,直接经皮冠状动脉腔内成形术能减少死亡、再梗死和再次靶血管血运重建。在 2002 年第 51 届美国心脏病学会(ACC)年会上公布的 DANAMI-2 试验表明,对于伴有 ST 段抬高的急性心肌梗死患者,在 3 小时以内转院行经皮冠状动脉介入治疗的疗效明显优于溶栓治疗。由于经皮冠状动脉介入治疗的得益明显大于溶栓治疗,该试验被提前终止。目前,急性心肌梗死直接经皮冠状动脉腔内成形术的疗效已经得到充分肯定。

(2)不稳定型心绞痛与无 ST 段抬高心肌梗死的介入治疗:近年来,经皮冠状动脉介入治疗在不稳定型心绞痛与无 ST 段抬高心肌梗死中的应用有增加的趋势。根据不稳定型心绞痛与无 ST 抬高心肌梗死的治疗方向和血运重建治疗的应用情况,一般将不稳定型心绞痛与无 ST 抬高心肌梗死的治疗策略分为早期侵入性策略和早期保守策略。VANQWISH 试验、TIMIⅢB 试验、MA-TE 试验、FRISCⅡ试验和 TACTICS(TIMI 18)试验等比较了两种策略的差别。尽管上述试验结果存在一定矛盾,其总体结果提示,对不稳定型心绞痛与无 ST 抬高心肌梗死患者采取早期侵入性策略似乎更为合理,更大规模的临床试验正在进行之中。但是,中低危不稳定型心绞痛与无 ST 抬高心肌梗死患者能否从早期侵入性策略受益还有待于正在进行中的 AVOID-PTCA 试验证实。

(3)稳定型心绞痛的介入治疗:有关稳定性冠心病的临床试验大多选择 1 支或 2 支病变患者,目前还缺乏设计严谨的大规模试验结果。ACME 试验、ACME-2 试验、RITA-2 试验和 AVERT 研究等表明,经皮冠状动脉腔内成形术改善心绞痛症状和提高运动耐量可能优于药物治疗,但经皮冠状动脉腔内成形术并不能降低心肌梗死与死亡的发生率。正在进行中的 COURAGE 试验将更能反映药物治疗与介入治疗的进展,其结果将能更好地指导临床。

26. 冠状动脉介入治疗的方法有哪些

冠状动脉介入治疗包括冠状动脉造影技术、经皮冠状动脉腔内成形术、冠状动脉支架置入术、冠状动脉内斑块旋磨术、激光血管成形术等技术。这些治疗技术由于简便、安全、无痛苦、住院时间短等优点,目前已经成为广大冠心病患者乐于接受的治疗技术。

(1)冠状动脉造影技术:在冠心病的治疗中,冠状动脉造影是介入治疗的基本技术,它是指用经皮穿刺的方法(穿刺大腿窝部的股动脉或手腕部的桡动脉部位),将导管送入冠状动脉开口,先注入显影剂清楚地显示(通过电影技术)冠状动脉病变的部位、狭窄程度、性质等方面的情况,现在已经成为冠心病诊断的可靠方法。

(2)经皮冠状动脉腔内成形术:1977 年 9 月,格鲁恩兹(Gruentzig)在苏黎世成功地完成了世界上第一例经皮冠状动脉腔内成形术,震惊整个医学界,从此开拓了冠心病介入治疗的新纪元。经皮冠状动脉腔内成形术是将一定型号的球囊导管经桡动脉或股动脉送入狭窄的冠状动脉部位,加压后球囊扩张将狭窄扩张开,病变冠状动脉重新构型,改善冠状动脉供血。

(3)冠状动脉支架置入术:冠状动脉狭窄放支架,通常是从周围动脉(目前多用桡动脉),将导丝和特制导管插入冠状动脉内,大部分需要先球囊扩张狭窄部位,再把合适金属支架撑在狭窄部位。经动脉穿刺入动脉鞘管,经鞘管注入肝素1万单位,选用大腔引导导管和140~190厘米长的0.014英寸导引钢丝施术(根据病变的特点选用不同类型的导引钢丝),先以与血管直径相等或小于0.5毫米的经皮冠状动脉腔内成形术球囊预扩张,然后撤出冠状动脉成形术球囊导管,行冠状动脉造影,根据冠状动脉成形术后的靶部位的内膜有无撕裂的情况考虑行支架常规置入术,支架直径与血管直径之比为1~1.1:1。沿导引钢丝再导入支架球囊导管达到靶部位后,以4~8个标准大气压扩张球囊1~2次,退出支架导管至指引导管内,经两个或两个以上相互垂直平面造影证实支架充分扩张,远端血管血流达到血流速度分级(TIMI)Ⅲ级为手术成功。如支架扩张不满意,可再用扩张球囊到达病变部位行高压扩张,直至造影满意为止。

(4)冠状动脉内斑块旋磨术:冠状动脉旋磨术是使用坚硬无比、高速旋转的金刚石钻头深入到病变部位,将堵塞血管的"石头样"物质"一举"清除,将病变闭塞的血管隧道打开,然后进行球囊扩张,打通血管,安放支架,使血液重新供应心肌。

(5)冠状动脉球囊切割术:球囊切割术主要是采用一种具有切割功能的球囊导管装置,球囊带刀导管有相隔120度的三把微手术刀,均匀安装于球囊导管上,当球囊扩张病变处血管时,刀片暴露并沿血管纵向方向切开冠状动脉粥样硬化斑块与血管壁,切割刀宽度仅为0.177毫米,刀片在血管壁的3~4个点上纵向切开,随着切割而来的极少的细小颗粒随血流逐渐降解,不会引起远端阻塞,大大减少了球囊扩张时对血管壁产生的环形压力,因而可用较小的压力或时间扩张血管以达到满意。

（6）定向冠状动脉斑块内旋切术：定向冠状动脉内斑块旋切术是利用辛普森（Simpson）旋切导管定向切除冠状动脉内的斑块物质，切削下来的组织储存在前锥体的收集腔内，斑块旋切完成以后，将旋切导管撤出。可重复旋切，直至残余狭窄明显减少，管径充分增大。

（7）冠状动脉腔内激光成形术（PTCLA）：冠状动脉腔内激光成形术采用经皮穿刺外周动脉途径，利用光导纤维将激光能传输至血管的病变部位，通过激光对血栓或斑块的热降解作用或化学反应，气化阻塞性病变，使血管再通，重建血供。

（8）冠状动脉内斑块旋切吸引术（TEC）：冠状动脉内斑块旋切吸引术，是将动脉粥样硬化斑块和管腔内的碎屑，特别是血栓，切下后并吸出，使血流通畅。

总之，在众多冠状动脉介入治疗技术中，临床应用最多的还是经皮冠状动脉腔内成形术和冠状动脉支架置入术。大多支架置入术都要先实施经皮冠状动脉腔内成形术。其他几项技术也经常与冠状动脉支架置入术相耦合，不但保证有效的冠状动脉重构，还明显减少术后再狭窄的发生。

27. 冠状动脉介入治疗效果如何

接受心血管介入治疗后，冠心病患者生存状况如何？近日中国医科院阜外医院的研究小组对此进行了分析认为，年轻冠心病患者接受介入治疗的长期预后良好，10年生存率可达94.2%。有关专家指出，年轻冠心病患者有其自身特点，如有吸烟史的比例较高、病程短、冠状动脉病变以单支病变为主等，这类患者接受介入治疗的预后及其影响因素究竟如何还不清楚。

该院冠心病研究室与流行病研究室合作，以1986～2001年在该院成功接受经皮冠状动脉腔内成形术或支架置入术的214例年龄在 40 岁以下的患者为研究对象,并长期随访了其中的 199 例患者,随访率达到 93%,随访时间最长的已有 15 年。随访期间共有 4 例患者死亡,5 例发生非致死性心肌梗死,3 例接受冠状动脉搭桥术,29 例再次接受介入治疗,53 例心绞痛复发。这些患者术后 10 年的生存率为 94.2%,与国外学者的报告类似。其中,无心脏事件(包括死亡、非致死性心肌梗死、重复介入治疗或冠状动脉搭桥等)的患者,1 年生存率为 88.5%,10 年为 60.7%。单因素分析结果显示,冠状动脉残余狭窄与心脏事件呈正相关,患者有糖尿病病史和多支心血管发生病变与心绞痛复发呈正相关。多因素分析结果表明,置入支架是心脏事件的"独立预测因子"。

基于上述研究结果,专家指出,介入治疗过程中应尽量减少残余狭窄,而置入支架是减少残余狭窄的有效措施。介入治疗只能解除冠状动脉的机械狭窄,不能阻止病变进一步发展。因此,在介入治疗后积极干预可控制的危险因素,如高血压、高脂血症、糖尿病、吸烟等,对提高年轻冠心病患者生存率和改善其生活质量具有重要意义。

又如,桂林市第二人民医院心血管内科在桂林市较早开展介入性诊疗,至今已成功进行了 500 多例各类心脏介入性诊疗术,其中冠状动脉造影术 400 多例,冠心病介入治疗(即血管内支架置入术)近百例,并且还开展了永久心脏起搏器置入术、风湿性心脏病二尖瓣狭窄的球囊扩张术、临时心脏起搏器安置术和先天性心脏病介入治疗(封堵术)等,从未发生意外事故,均获满意效果,治疗好转率高,有较高抢救成功率。2000 年,该院成功施行了全区首例左主干冠状动脉病变(此类病变自然死亡率高,药物疗效差,当时只能行开胸冠状动脉搭桥术)介入治疗,其疗效相当于搭桥术,但创伤甚微。成功的介入治疗对左主干冠状动脉病变的治疗又提供一个新的有效治疗方法。2003 年 3 月,该院又成功采用介入治疗法治疗急性心肌梗死,至今患者仍健在,生活如常,介入治疗为急性心肌梗死开创了又一新疗法。在 2005 年明天计划救助行动中,该院采用介入治疗法为数十名先天性心脏病患儿进行介入治疗,最小的年龄只有 1 岁,都取得了很好的治疗效果。

随着介入心脏病学的迅速发展,全国数千万心脏病患者多了一种治疗选择。相对外科手术,介入治疗对人体的创伤微小,术后恢复快,不留瘢痕,不损伤劳动力,解除了很多患者的疾苦。在长沙召开的全国介入心脏病学论坛开幕式上,中华医学会会长钟南山院士呼吁推广规范这种治疗方法。

据此次论坛的执行主席中南大学杨天伦教授、周胜华教授介绍,介入心脏病学是通过经皮导管技术进行心脏病诊断和治疗的学科,为过去 20 年临床医学领域中发展最快的学科之一,20 世纪 70 年代起源于西方发达国家,80 年代传入中国。其突出特点是大量新技术、新器械迅速应用于临床,成为与药物、外科手术治疗并驾齐驱的治疗手段,使冠心病、心律失常、先天性心脏病等主要病种的治疗发生了革命性的变化。

会上,受益于心脏病介入治疗的钟南山院士呼吁,这种疗法既有高风险,也有高疗效,社会要鼓励医生大胆探索,不断完善,让其推广开,规范好,以造福广大患者。他希望医患之间多一些信任与合作,少一些质疑和对抗,社会要客观看待医疗行业,医务人员要用科学的态度、精湛的技术,以及诚实和良心为患者服好务。这次论坛是在国内召开的规模最大的一次学术会议,来自全国的近 3 000 名心脏病和介入心脏病学科的医生们进行了广泛的交流。

28. 介入治疗适应证有哪些

(1)心血管疾病:对于心血管疾病可采用介入疗法治疗。例如,采用球囊扩张技术,改善二尖瓣狭窄;采用支架置入技术,解除胸主动脉狭窄等,这种疗法有旋切、封堵、溶栓、支架等措施,已公认是治疗心血管疾病的一种新的可靠疗法。

(2)肿瘤:肿瘤的血管介入治疗按器械导入的部位,分为血管内介入和血管外介入两种。氩氦刀冷冻疗法即为血管外介入;血管内介入是指将导管插入支配肿瘤的血管内,注射化疗药物,"集中兵力"打"歼灭战",或将血管阻断(栓塞),断其血供,"饿"死肿瘤细胞。几乎对所有实质性癌症,均可进行血管介入治疗。例如,对肺癌,可将导管插至支气管动脉及其支配癌症的分支;对子宫癌,可将导管插入盆腔动脉或子宫动脉。临床上应用最多、最成功的是肝动脉化学栓塞疗法治疗肝癌。

29. 冠状动脉介入治疗有何优势

(1)介入治疗和外科手术相比的优势:传统的冠心病外科治疗是手术,做这种手术要开胸,把肋骨劈开,创伤是非常大的。而运用介入治疗,只要在大腿根部开一个大约半厘米甚至更小一点的孔,就可以在血管里面把所有的治疗进行完毕。介入治疗是在CT、磁共振、数字减影、血管造影等影像设备的引导下找到病变部位,确诊病变的性质,然后在身体的某些部位插入一根纤细的导管,让它顺着动脉到达相应的病变部位,然后在影像设备的显示下有的放矢地进行治疗,这就是介入治疗中诊治结合的简单原理。由于介入手术的伤口可能只有小米粒那么大,患者所受的痛苦自然也就小多了。介入治疗不像传统手术那样术前术后有很多条条框框要遵守,只需要病人手术当天早上不吃饭,手术时一般也不需要进行全身麻醉,患者在术后一般观察一两天就可以出院了。

(2)介入治疗和溶栓药物相比更有其突出的优势:溶栓药物目前仍克服不了三方面的不足:首先是并发症问题仍没得到很好的解决,药物在进行溶栓治疗的同时也会导致出血;其次是溶栓的有效率较低,特别是面对急性心肌梗死患者时,溶栓治疗的成功率还不容乐观;第三就是溶栓后还易复发。虽然我国仍在下大力气进行溶栓药物的开发研究,但在目前依然无法解决这三方面的不足,这就使得药物治疗心脏病大打折扣。

(3)与药物相比较,介入治疗在解决上述问题时要容易得多:在德国,70%～80%的冠心病采用介入治疗,只有20%的冠心病患者采用药物治疗,而且大都是明确了诊断、丧失了介入治疗指征的患者。而我国的治疗比例恰恰颠倒过来,成了使用药物治疗的人占了大多数。分析这种情况,可能与三方面的因素有关:一是经济因素,毕竟不是人人都能做得起介入治疗;二是传统观念,在冠心病的治疗过程中,人们还没有脱离药物产生的影响;第三和第二是紧密相关的,那就是介入作为一项新兴技术,尚须得到人们的认可。

(4)介入治疗治疗急性心肌梗死就在于它具有诊断和治疗相结合的优势:在对一名急性心肌梗死患者救治时,可以先用介入手段对发病部位进行血管造影,进而确诊病变区域、大小,而且治疗的难易程度也在造影成像状况下一目了然。随后的治疗就是顺理成章的事情了,该放支架放支架,该用球囊扩张的就扩张,这样就能在较短的时间内消除原发病灶,达到治疗的目的。

急性心肌梗死的介入治疗只是介入治疗中的一种。在对心律失常、室性心动过速等疾病的治疗中,介入治疗都显示出了较大的优势。而对于较为复杂的风湿性心脏病、二尖瓣狭窄等传统治疗中需要开胸手术的疾病,介入治疗同样取得了很好的疗效。

有关专家指出,目前的介入治疗并非完美无缺,冠心病做完了介入治疗,其病变部位仍有再狭窄、复发的可能。但现在已经又有新的方法出现,如可以在将要放置的支架上涂一层药物来抑制血管内膜的增生,从而达到防止复发的效果。

30. 冠心病介入治疗的关键问题是什么

介入治疗不属于冠心病的病因性根本治疗,仅属于冠心病整体治疗环节(或综合性治疗)中的一部分,其治疗的目的是缓解和消除症状,减少患者痛苦,改善患者预后。例如,对于心绞痛患者,介入治疗确实可消除或明显减轻心绞痛症状;对急性心肌梗死患者,介入治疗也有助于改善患者的预后和减少并发症。但是,如果忽视或不加强降脂、抗凝、抗血小板及保护心肌等治疗措施,有可能在其他未做介入治疗的血管部位,甚至在已做介入治疗(置入支架)的血管部位发生新的血管病变,仍然可以导致心绞痛复发和(或)再次发生心肌梗死。因此,冠状动脉介入治疗不是一种一劳永逸的治疗方法,对这一点必须有清醒的认识。应注意的关键问题如下。

(1)冠状动脉介入治疗后再狭窄问题:自从 1977 年格鲁恩兹(Gruentzig)进行首例经皮冠状动脉腔内成形术以来,随着导管技术、术者经验、支持系统、影像设备、辅助用药的进步,经皮血管重建术的早期效果得到很大的改观。手术成功率超过 90%,并发症低于 5%。这项技术虽取得了如此成就,但其远期效果仍然受到再狭窄的困扰。

最初认为,再狭窄仅由内膜增生所致。目前的资料则认为,再狭窄是一个复杂的过程,包括弹性回缩、内膜增生和血管重塑。

①弹性回缩。弹性回缩是指球囊扩张时的管腔直径与撤压后最小管腔直径之间的差别而言。回缩程度取决于粥样斑块的弹性改变和动脉管壁的弹性特点。大多数的弹性回缩出现在球囊撤压后 30 分钟内(最晚可达 24 小时),可使管腔截面积减少 50%,单纯经皮冠状动脉介入术后的弹性回缩最严重,置入支架后可使弹性回缩减轻。

②内膜增生。内膜增生是血管对经皮冠状动脉介入术和其他介入方法所致血管损伤的一种普遍反应。尸检切除的斑块标本支持再狭窄具有细胞增生的性质。

③血管重塑。试验研究和临床血管内超声随访研究显示,冠状动脉介入治疗后血管几何形状逐渐缩小,造成管腔直径损失,即负性重构。支架能显著减少晚期动脉负性重构,这种能力是其降低再狭窄率的一个重要因素。

(2)冠状动脉介入治疗后防止再狭窄问题:再狭窄通常发生在经皮冠状动脉介入术术后3～6个月,术后1个月和1年后均少见。目前对于再狭窄预防包括药物干预、机械干预及放射干预等。在过去的10年,大量的药物应用于干预再狭窄的临床试验,包括鱼油、皮质激素、细胞生长抑制因子、钙通道阻滞药、降脂药物、血管紧张素转化酶抑制药、低分子肝素、前列腺素抑制药、高剂量维生素E和生长抑素类似物等。结果显示,仅钙通道阻滞药和鱼油似乎对再狭窄有些益处。最近的两项随机试验提示,血小板GPⅡb/Ⅲa抑制药和血管肽素(生长抑素类似物)可显著减少再狭窄。试验室研究提示,血管的基因治疗可能有效。机械干预包括近年研究证实Palmaz-Schatz支架(由2个7毫米长的槽管以1毫米长的连接桥组成的金属支架)为唯一能降低再狭窄的支架。目前大量临床试验在探索最佳的斑块去除术,以减少再狭窄。最近药物涂层支架预防再狭窄备受关注,目前几个临床试验采用西罗莫司(雷帕霉素)和紫杉醇涂层支架取得了令人瞩目的效果(再狭窄率<5%)。

对于再狭窄的治疗可以再次行经皮冠状动脉介入术、支架术及冠状动脉内斑块旋切术等,但是再狭窄的高发生率限制了临床使用。近年来,采用切割球囊＋支架内放射治疗取得较好效果,研究证实可以显著减少再狭窄率。

冠心病介入治疗总的来说是一种安全、有效的治疗方法。但绝不等于没有风险。介入治疗过程及其术后会发生诸如血管内膜撕裂、血管痉挛、血栓形成、造影剂过敏、各种心律失常、心肌梗死，甚至会发生威胁生命的并发症。尽管并发症的发生率很低，但仍须保持警惕，防止意外事故的发生。

31. 冠心病介入治疗注意事项有哪些

（1）做冠心病介入治疗前，必须先做冠状动脉造影，即应用心导管技术，把造影导管放置到冠状动脉开口部位，再把造影剂直接注入冠状动脉内，从而非常清楚地显示冠状动脉狭窄的部位、程度、性质等方面的情况。根据这些情况再选择治疗的方法（药物治疗、冠状动脉介入治疗或者是外科冠状动脉搭桥治疗）。目前，冠状动脉造影是诊断冠心病的可靠方法。

（2）做冠心病介入治疗前，均应按照医生的要求服一些药物，如抗血小板药物（常用阿司匹林、氯吡格雷或噻氯吡啶等），抗心绞痛药物（如硝酸酯类、β-受体阻滞药和钙拮抗药等）。其目的是稳定病情，减少或避免术中和术后缺血性并发症，增加冠状动脉介入治疗的安全性。

（3）冠心病介入治疗后，特别是冠状动脉支架置入的患者，应长期服用抗血小板药物，以预防再狭窄的发生。此外，还要根据医生的要求，决定是否服用抗心绞痛类药物。

（4）冠心病介入治疗后，加强术后的随访工作十分重要。

①加强冠心病危险因素的控制，包括控制血压、治疗糖尿病、戒烟、规律锻炼、体重不要超重，特别要注意合理使用调整血脂药物，严格控制血脂水平。除非患者不能耐受，阿司匹林及他汀类调脂药物、血管紧张素转化酶抑制类药物应长期服用。

②定期进行门诊随访，及时发现和处理药物的毒副作用和心肌缺血症状的复发。此外，还要严密观察有无心律失常和心功能

异常的状况。对于冠心病介入治疗的病情危重患者,或介入治疗后有较严重异常临床情况者,必要的时候建议做冠状动脉造影复查,以便发现问题,及时处理。

32. 冠心病介入治疗如何进行

冠状动脉介入治疗是目前冠心病最常用的方法。局麻后,医生将导管(一根长的、中空的、柔软的管子)插入患者的股动脉或桡动脉,在导丝的引导下穿过动脉定位在梗阻或发生狭窄的冠状动脉处进行治疗。球囊扩张术是将球囊送到冠状动脉狭窄病变的部位,用压力泵加压使球囊膨胀,挤压狭窄的斑块,使管腔扩大、血流通畅的方法。支架置入术是在球囊扩张后,将支架送至血管病变处,用以防止动脉回缩,保持管腔通畅,增加血液供应。

药物洗脱支架被称为冠心病介入治疗学上的又一次革命。其原理是在裸金属支架表面涂上微量药物,这些药物在血管壁组织中慢慢释放,阻止重新阻塞动脉的瘢痕组织生成,进一步降低了支架内再狭窄发生率。

33. 冠状动脉介入治疗的四大误区是什么

(1)久拖不愿做手术,未能及时治疗,使心脏长期缺血,心功能不全,最后导致错失最佳治疗时机。所以要及时采取治疗措施。

(2)认为放了心脏支架就万事大吉,血管可以永远保持通畅了,因此饮食、用药、吸烟、喝酒等方面随意放松,结果导致病情复发。要求冠状动脉支架术后,在坚持用药治疗(抗血小板聚集药)的基础上,一定要注意饮食、生活习惯等,以维持疗效。

(3)对冠心病过度恐惧,害怕进行冠状动脉放置血管支架术。要求遵循医嘱,应在医生指导下选择治疗方法。

（4）不注意术后的注意事项及自我护理，没有定期到医院去复诊和做有关的检查。要求加强自我护理，定期复查。

34. 冠状动脉介入治疗安全吗

由于设备和技术的不断发展进步，冠状动脉介入治疗的操作成功率已经达到95％以上，各种并发症的发生率在5％以下，其中严重并发症更低于1％。

药物涂层支架的问世，使得支架内再狭窄的发生率下降了至少20％，支架内血栓比例大约不到1％。总体来说，冠状动脉介入治疗是安全有效的。

从手术过程看，无论经手臂桡动脉途径，还是经大腿股动脉途径，手术操作导致的并发症几率非常低，特别是在有完善设备的较大的医院和导管室，由有经验的手术医师进行手术，安全性是有保证的。但是需要提醒的是，介入治疗作为无创的诊断治疗手段，还是有风险的，每一个患者的自身条件和身体状况不同，病情变化等诸多因素有时在术前是难以预测的。因此，在术前一定要充分了解手术的风险和相关并发症。

35. 冠心病患者如何进行介入治疗术前的准备

冠心病患者介入治疗术前的准备，是冠心病患者能不能顺利完成手术的很重要的一步。许多人都知道术前要评估手术入路动脉血管情况，但是对于术前是不是应该提前服用相关药物和停用相关药物等还不太了解，所以需行冠状动脉介入治疗的患者应从以下几个方面做好准备。

（1）冠心病介入治疗术前患者应该和医生充分沟通：冠心病介

入治疗术前,介入医生需和主管医生讨论手术的指征和风险,与患者及其家属讨论介入治疗及药物治疗的优劣,并阐明受益与风险,包括术中、术后可能出现的并发症,以征得患者理解和同意,并签署知情同意书。

(2)冠心病介入治疗术前应该停用的药物

①对于术前应用氯吡格雷不足 3 日的,提前 6 小时服用氯吡格雷 300 毫克;如果术前准备不足 6 小时,应用 600 毫克负荷剂量,如已连续应用(每日 75 毫克)3 日以上,可以不再加用负荷剂量。未应用阿司匹林的,需在术前 1 日晚上予阿司匹林 300 毫克顿服。

②午夜后应禁饮食,糖尿病患者如安排在上午手术,则手术当日晨停用降糖药物及胰岛素,如安排下午手术,可以让患者进食少量食物。

③正在使用肝素或低分子肝素患者,手术当日上午停用一次。

(3)冠心病介入治疗术前应该提前服用的药物

①肾功能不全或对比剂肾病高危患者,术前充分水化,并停用可能导致对比剂肾病的药物,建议患者使用对肾功能影响相对小的对比剂。

②过敏体质或既往曾对对比剂过敏者,建议术前 3 日开始服用泼尼松(每日 30 毫克),或术前给予地塞米松 5 毫克。

36. 冠心病患者如何配合医生完成介入治疗手术

冠状动脉造影术需住院完成,紧急或特殊情况下可在门诊经上肢桡动脉穿刺完成。要求患者一定要配合好医生,遵守医嘱。

(1)手术前的配合:洗澡,换成开衫内衣;护士对患者手术部位行皮肤清洁处理;适量进食(吃四五分饱),并适当饮水;按医嘱服药;尽量放松,保持良好睡眠;精神紧张者可服少量地西泮(安定);术前排尽小便;练习床上平卧排尿;患者履行签字手续;女患者如月经量不多可照常手术;向医生申明有无近期出血及过敏史;平车送入导管室。

(2)手术中的配合:精神放松,如有胸痛或其他不适及时报告医生;平卧于导管手术床上,双上肢放置于身体两侧,切勿活动,以免污染术区;造影时按医生要求做深吸气后屏气约 10 秒钟后即可自由呼吸,以便影像更清楚,有时按照医生要求做咳嗽动作,以促进造影剂加快从冠状动脉排出;术中出现任何不适,应立即告诉医生,以便医生及时给予必要的治疗;护士可协助患者术中排尿;结束后,患者从手术床移到推车时,应保持手术侧下肢伸直,用双臂及另一下肢帮助移动,医护人员可给予帮助。

37. 冠状动脉介入术后患者应注意什么

(1)术后注意事项

①如为大腿股动脉穿刺,局部需用沙袋压迫 6～8 小时,平卧 8～24 小时,尽量不要弯曲和移动该侧大腿,以免穿刺处出血;如采用桡动脉穿刺,术后应抬高前臂,一般 6 小时可解除绷带加压。

②注意观察穿刺部位皮肤颜色、温度、感觉的改变,是否有剧烈疼痛。注意穿刺压迫的部位有无渗血和血肿。

③术后一定要遵医嘱按时服用药物,不要擅自增减药量。由于治疗需要,还需进行心电监测、静脉输液等。

(2)注意术后 24 小时可能出现的情况

①术后 24 小时内如有不适,请立即与医护人员沟通。

②穿刺部位轻微疼痛,不用紧张。

③胸部不适感,除外心肌缺血后可以继续观察,大多数症状短期内可自行缓解。

④腹胀、腰痛、恶心呕吐、排尿困难、失眠等症状,可能与活动受限,使用造影剂有关,经过处理1～3日可缓解。

⑤如发现穿刺处硬结突然增大、压之疼痛明显,此时需立即通知医生,重新压迫包扎止血,再平卧12～24小时,必要时还需停用部分抗凝药。

⑥介入治疗后,对于不明原因的心慌、出汗、乏力、面色苍白、心率增快、血压降低都应考虑出血的可能,应立即通知医生。如既往有消化道溃疡的患者,术前一定要尽可能提供给医生相关信息,便于医生选择治疗方案、调整药物剂量。

⑦个别患者对造影剂过敏,表现为眼部发痒、皮疹、皮肤潮红、皮肤瘙痒等轻型症状,经过一般脱敏治疗就可控制。

(3)保存好医嘱资料

①对冠状动脉造影及结果和治疗情况提供详尽的影像学材料,便于今后就诊时参考。

②术后随诊单详细记录患者一般情况,冠状动脉的情况及治疗情况,服药情况,随访时间,检验的时间和结果。

③三张填写好的检验单,在术后1、3、12个月进行检验,监测血液中各种生化因素的变化情况,判断服药的效果,避免不良反应发生,对及时调整药物作出参考。检验结果不仅仅可提示术后的支架情况,更主要的是控制血脂、血糖、代谢等方面的指标,延缓动脉硬化的进程,预防病情继续进展。请患者按时在随访就诊时间之前做好检验,以便在就诊时出示给医生。在检验的当天要禁食,不能喝乳制品、豆浆等;但可以喝水、服药。

(4)冠状动脉介入术后服药的问题:冠状动脉介入术后随访的目的有2个,一是监测支架的情况,维持通畅,防止血栓和再狭窄出现;二是防止冠状动脉粥样硬化的进展,可从根本上预防和治疗冠心病。

①防止血栓的药物。有氯吡格雷和阿司匹林。

●氯吡格雷。根据药物支架的构造不同,服药时间有长有短,一般在置入药物支架后服用1年左右。短的一般也在6～9个月。推荐服用剂量为每日75毫克。

●阿司匹林。一般要终身服药,作为老年血管病的预防用药,它的作用已经得到很多依据证实。推荐服用肠溶阿司匹林片为每日100毫克,有胃病的患者也能安全服药。

②防止动脉粥样硬化进展的药物。他汀类药物,有阿托伐他汀、辛伐他汀等。一般阿托伐他汀的剂量为20毫克,或辛伐他汀40毫克,每晚睡前服用。这类药物不仅仅降血脂,而且可以对抗炎症。对冠心病合并糖尿病、高血压等严重破坏血管壁的疾病及防止动脉硬化进程要靠这种药物。所以,这类药对冠心病患者来说非常重要,一定要坚持服用这种药物,要听从医生的指导,以检验结果为依据调整药物剂量,千万不能草率停药。

③防治高血压、糖尿病,减轻心脏负担的药物。例如,比索洛尔、美托洛尔等,有降低心率、抑制心律失常等作用。每日比索洛尔5毫克,每日1次;美托洛尔每日25～50毫克,分2次口服。主要的不良反应是心跳减慢。心率低于每分钟50次或血压降低时应减药或停药。

④血管紧张素转化酶抑制药。有雷米普利、培多普利、福辛普利、贝那普利等,主要用于改善心肌和血管壁构造,延缓动脉硬化进程,特别是合并糖尿病、肾病、高血压等患者要长期服用。主要的不良反应为咳嗽,严重者可考虑换药。

(5)冠心病介入治疗术后的生活问题:冠状动脉介入术的目的是开通管腔,恢复正常管腔的形状。安静状态下的前胸不适偶尔会出现,并不代表手术不理想。检测支架通畅与否的简单方法是运动,做力所能及的运动,如果活动后没有胸痛,证明血管是通畅的;如果活动后有胸痛或胸痛加重,请速就诊。要保持正常的生活节律,戒烟少酒,注意饮食。适量饮水,以利于造影剂的排出。一般术后 24 小时饮水量 1 500～2 000 毫升,术后 2 小时内尿量最好能达到 800 毫升。术后即可进食,饮食不宜过饱,多吃富含纤维素、维生素的蔬菜水果,24 小时内尽量不吃高蛋白饮食。保持大便通畅。

38. 冠状动脉介入治疗的新视点是什么

广义而言,冠状动脉介入治疗包括一切以导管为基础的血运重建治疗方法。近年来,冠心病的介入治疗又开辟了新的领域。突出表现在经皮激光心肌血运重建、经皮心肌局部给药促进血管再生和经皮冠状动脉搭桥等方面。

对既不适合介入治疗、也不适合搭桥术的冠心病患者(如弥漫性病变、多次搭桥后血管再次闭塞等),经皮激光心肌血运重建可以作为一种替代方法。与经心肌激光血运重建相比,经皮激光心肌重建血运具有损伤小、能治疗室间隔心肌等优点。早期进行主要依据术前的核素心肌显像结果并在 X 线引导下完成操作。最近开发出来的心内膜实时标测系统可对心肌进行三维电活动与心肌缩短重建,即时判定心肌存活情况,从而实现了非透视引导下进行经皮激光心肌重建血运。PACIFIC 试验等表明,经皮激光心肌重建血运能缓解心绞痛症状,提高运动耐量,减少并发症。BELIEF 试验证实,经皮激光心肌重建血运缓解心绞痛的作用不是安慰剂效应。实验研究表明,经皮激光心肌重建血运的作用机制可能主要为非特异性炎症反应引起的血管再生、去神经效应等。

治疗性血管再生是血运重建的重要研究领域之一,有望成为不适宜传统治疗的冠心病患者血运重建的新选择。将血管内皮生长因子和成纤维细胞生长因子等用于治疗性血管再生的研究已经有 10 年余的历史。然而,目前治疗性血管再生还主要局限于实验研究阶段,多数研究采用的是开胸或经冠状动脉给药,将其应用于临床治疗冠心病也存在不少亟待解决的问题。由于冠状动脉给药临床效果差,开胸心外膜注射创伤大,因而限制了其临床应用。正在研究中的经皮心肌内给药系统能将血管生长因子或其基因注射到缺血部位,该系统将是血管再生的理想工具,从而为不适合常规治疗的冠心病患者提供一种重要的血运重建手段。目前,该系统正处于实验研究阶段,初步结果良好,有望于不久的将来进行临床评估。

最近,有关导管室搭桥的研究也取得了较大进展。目前正在研发中的经皮原位冠状静脉动脉化与经皮原位冠状动脉旁路术,就是由艾伦(Alan)史蒂芬(Stephen)厄斯特勒(Oesterle)等研发的基于导管技术并利用与冠状动脉伴行的冠状静脉进行血运重建的新技术。经皮原位冠状静脉动脉化是在冠状动脉梗阻近端与相邻的冠状静脉之间造口并安置特殊支架或动-静脉连接导管,以架起一座连接冠状动脉与静脉的桥梁,然后阻断静脉的近端,使该静脉远端动脉化并充当血运管道,从而改善心肌供血。经皮原位冠状动脉旁路术则使用两个动-静脉连接导管和两个冠状静脉闭塞器,冠状动脉血流在流经冠状动脉完全闭塞病变处绕道冠状静脉,最终仍然通过远端冠状动脉灌注心肌,因而有人称之为跳跃搭桥。Oesterle 认为,以上技术将是继支架后最伟大的一次器械技术革命。然而,尽管 Oesterle 对该技术的未来满怀信心,美国心脏学会认为该技术应用范围有限(仅适用于部分少见的冠状动脉闭塞),近期还不太可能显著减少搭桥术。目前,该技术还处于Ⅰ期与Ⅱ期临床研究阶段,其研究结果有望在几年内逐步揭晓。

总之,自支架时代以来,冠心病的介入治疗已经取得一系列重大进展。随着对冠心病发病机制认识的深入及分子技术、生物工程、材料科学等学科的迅猛发展,介入治疗以其明显的优势必将得到更大的发展。正在发展中的涂层支架、治疗性血管再生和经皮冠状动脉旁路术等技术都极有可能彻底改变冠心病的治疗模式。

可以认为,冠心病的介入治疗目前正处于发生革命性进展的前夜。展望21世纪,冠心病的介入治疗必将取得更加辉煌的成就。

39. 冠心病患者选择哪种治疗方法效果好

冠状动脉搭桥和支架置入这两种不同的手术方式哪个效果更好些,是广大患者一直关心的问题。目前的临床试验资料显示,搭桥手术能够更完全地进行血运重建,但两者术后一年在综合终点(死亡、脑卒中和心肌梗死)上无差异,只是支架治疗组心脏事件的发生率较高。对于冠心病患者,无论是采用冠状动脉搭桥还是支架置入治疗,应根据患者自身情况特别是冠状动脉病变特点决定治疗方法。冠状动脉病变特点是决定搭桥或支架术的先决条件,而患者各脏器功能状态(肝、肾功能,呼吸功能,心功能等)也是选择手术的必要条件。另外,术者的临床经验也很重要,有时决定手术的成败。

(1)冠状动脉搭桥和冠状动脉介入治疗两种手术均可以完全进行血运重建,如没有手术禁忌证,应该首选搭桥手术治疗,因为手术远期效果好,无支架治疗后再狭窄等并发症。但是,冠状动脉介入治疗因创伤小,痛苦少,如果病变轻或肝、肾功能不好,应考虑冠状动脉介入治疗。合并有心尖部室壁瘤的患者,只能选择外科搭桥加室壁瘤切除术。

(2)冠状动脉病变复杂,支架治疗不能达到完全血运重建者,如没有外科禁忌证,应该做搭桥手术。但是,如果患者呼吸功能差,不能耐受外科手术,也可以考虑支架治疗,选择性地进行部分血运重建,以改善临床症状,提高生活质量。

(3)如果患者肝、肾功能不能耐受搭桥手术,或不能承受置入支架时造影剂的损害,就只能选择药物保守治疗。

总之,正确的手术方式是医生根据患者的冠状动脉病变情况、年龄、病史、体征和各脏器的功能状态综合评定来确定的。究竟选择哪种治疗方法，患者应该相信并尊重医生的建议，只有根据医生的建议配合治疗，才能达到理想的效果。

40. 冠状动脉介入治疗出院后如何进行康复

在我们身边有不少冠心病患者，有的已接受了置入支架，有的接受了冠状动脉搭桥治疗，但经过这些治疗后冠心病并非得到根治，必须努力做好预防再狭窄的工作。"预防为主"是我们一贯的工作方针，作为医疗工作者有责任，也有义务指导患者积极减少易患因素、积极进行康复锻炼，从而实现心脏病的二级预防。

（1）冠心病支架及搭桥术后康复保健的目标：世界卫生组织把心脏康复定义为"要求保证使心脏病患者获得最佳的体力、精神及社会状况的活动总和，从而使患者通过自己的努力能在社会上重新恢复尽可能正常的位置，并能自主生活"。因此，这是一个多学科的综合性医学保健模式。它需要心血管内科、外科、理疗科、营养科等多科室的合作，涵盖了药物学、营养学、运动医学、心理学等多学科，目标是减少患者的心脏突发事件死亡率、心绞痛的复发率、再住院率，以及由于支架或冠状动脉桥再狭窄而再次手术的发生率，其最终目标是提高患者生活质量；同时，我国正处于医疗卫生系统改革时期，这一康复保健工作亦有助于缩短住院日，减低医疗费用，提高医护工作效率。

（2）冠心病十大易患因素及控制：为了预防支架或冠状动脉搭桥再狭窄，首先要尽量减少冠心病的诱发因素，我们把容易引发冠心病的危险因素总结为以下十大易患因素。

①冠心病的十大易患因素，吸烟；高血压；高血脂；肥胖；糖尿病；缺乏运动；精神压力；家族史；性别；年龄（家族史、性别、年龄为无法改变因素）。

②如何控制冠心病的易患因素

●吸烟。吸烟易引起血管痉挛,血液黏滞,所以吸烟的冠心病患者首先要做到的就是戒烟。

●高血压。高血压对血管壁的破坏常常是斑块破裂、血栓形成的罪魁祸首。冠心病患者在低盐饮食的基础上,要坚持服用降压药,坚持有规律的锻炼,定期监测血压,按照目前最新的指南规定,血压应控制在130/80毫米汞柱以下。

●高血脂:血脂,尤其是低密度脂蛋白胆固醇在血管内皮下的沉积,是血管内斑块形成的基础。对于冠心病患者的血脂控制,应达到如下标准:胆固醇<6.8毫摩/升;三酰甘油<1.7毫摩/升;高密度脂蛋白胆固醇>1毫摩/升;低密度脂蛋白胆固醇<6毫摩/升。高脂血症患者对饮食的控制必须十分严格,减少饱和脂肪酸的摄入,可以随意进食的食物包括谷物,尤其是粗粮豆类;蔬菜,尤其是葱头、大蒜等;菌藻类,如香菇、木耳。可以适当进食的食物包括瘦肉,家禽类要去皮食用;鱼类,包括多数河鱼和海鱼;奶类,应饮用低脂牛奶、羊奶等;鸡蛋,每周2~3个,高胆固醇血症者应尽量少吃蛋黄。忌用的食物包括动物脂肪、动物内脏、软体类及贝壳类动物等。专家建议,心脏病患者在日常饮食中应做到"三多三少"。总的饮食原则是低盐、低脂,以清淡饮食为主,控制油腻荤食。

"三多",即多吃新鲜蔬菜水果、粗粮、糙米等;多吃豆制品;多吃不饱和脂肪酸(鱼类、植物油等)。

"三少",即少脂、少食、少盐。少脂:即少吃肥肉、动物内脏等高脂肪类食物,避免引起肥胖、高血脂等危险因素;少食:即每日应控制总热能,达到或维持合适体重,少食多餐,以免加重胃肠负担而引发心脏病;少盐:即每日盐摄入量<6克,少食或不食腌制食品,避免加重心脏负担。

●肥胖。体重指数应控制在25以下。超过标准体重20%

时，心脏病发病的危险性增加 1 倍，体重迅速增加者尤其如此。对于肥胖的治疗，我们提倡饮食控制加运动，除了上面所述的低脂饮食，还要增加运动，减肥的速度控制在每月 0.5～1 千克，最快不要超过每周 0.5～1 千克。检测减肥是否有效的方法是量腰围（男性＜90 厘米，女性＜85 厘米），称体重并不是最好的衡量方法，如果希望监测体重，可以每周 1 次。

●糖尿病。糖尿病可引起血管损害，导致动脉硬化，糖尿病患者的冠心病发病率是非糖尿病患者的 2 倍，控制饮食、坚持治疗、坚持运动，维持血糖在正常水平，对冠心病患者非常重要。

●精神压力。冠心病的发病率在脑力劳动者中大于体力劳动者，生活节奏紧张，经常有急迫感的工作者易患冠心病。精神压力会引起血压、心率升高，血管收缩，甚至凝血加强，对冠心病患者十分有害，所以冠心病患者应该保持心情愉快，学习并运用一些压力疏解方法，如园艺、钓鱼、瑜伽等。

●缺乏运动。近年来发现，运动减少也可导致冠心病的发生。的确，现代社会人们往往会忽视运动的好处，其实运动可以改善心肺功能，有助于强健骨骼，有助于缓解精神压力，可以改善睡眠，还有助于进一步控制血压。

●应尽量选择有氧运动。如散步、爬山、园艺、骑自行车、游泳、家务。避免无氧运动，如短跑、举重、用力大便。运动的强度可以从 50％最大工作当量渐增至 65％～70％最大工作当量或运动后心率达到（220－年龄）×80％。运动的频度掌握要本着不求长，不求强，但求有规律的原则，每周 5 次可增加身体舒适度，每周 3 次可维持身体舒适度。

●年龄。冠心病多见于 40 岁以上的中年人，49 岁以后进展较快。

●性别。在我国，男女冠心病的发病率和死亡率比例为 2：1；但女性绝经期后冠心病的发病率明显上升。

(3)冠心病支架术后及搭桥术后康复的内容

①介入治疗的患者住冠心病监护病房的注意事项。术后24小时内多喝水，以2 000～3 000毫升为宜，目的是将体内的造影剂尽快排出体外。积极做深呼吸、咳嗽，咳出呼吸道内分泌物，防止坠积性肺炎。术后24小时内在咳嗽、打喷嚏时应轻轻压住腿部伤口，以免震动引起疼痛及出血。

②介入治疗的患者进入普通病房后应完成。积极参加运动，术后第三日可进行每日10分钟的散步，以后每周增加5分钟，直至达到每日散步30分钟，坚持不懈。出院后24小时内不能驾车、操作精细仪器或签署任何文件，出院后1周内避免提重物。

③搭桥术患者术后住重症监护病房期间应完成。肺部锻炼：深吸气，屏住3秒钟，尽力呼出，每日5次。抱着枕头咳嗽、清嗓子，咳出呼吸道内分泌物，每小时4次。下肢锻炼：每小时拍动双足，弯曲一条腿，使膝盖贴近胸部，然后伸直，另一条腿重复上述动作，用力伸直双腿，使膝盖贴近床面。

④搭桥术患者进入普通病房后应进一步完成。在术后1～6周有视物模糊、幻视、味嗅觉异常、注意力不能集中等，均为常见的全麻后反应。在术后6周内提重物不应超过2千克，不能驾车、操作精细仪器或签署重要文件。改善姿态、防止关节僵化：坐在靠背椅上完成颈、肩、肘、躯干和腿的伸展操，每次5下，一天3～4次。行走锻炼：参加病房的行走课及台阶训练，在出院前应达到每次走200步，一天2次的活动量。出院后活动量逐渐增加，直至每日行走30分钟。

⑤门诊康复。出院后定期参加康复教育课，包括对心脏病的介绍、易患因素的控制、药物介绍、饮食注意事项、锻炼注意事项、心理调适等内容。平时坚持行走运动耐量训练，提高对医嘱的依从性，按时服药及复诊，从而减少心血管突发事件，减少再入院率。

41. 冠状动脉介入治疗患者有何心理障碍，如何做好术后患者的心理护理

随着生物-心理-社会医学模式的发展，冠心病与心理障碍的关系日益受到重视。冠心病患者在出现躯体疾病的同时，常产生情感障碍，表现为不同程度的抑郁、焦虑等。经皮冠状动脉介入治疗作为冠心病的有效治疗手段，近年来发展很快，冠心病患者术前、术中、术后的心理障碍对其预后可产生重要的影响，但冠状动脉介入治疗围术期心理障碍的研究尚未得到应有的重视。

(1)抑郁与冠心病：抑郁症是一组以情感持续低落为基本特征，严重危害人类身心健康的精神疾病。其表现包括情绪低落、压抑，兴趣丧失；精力减退，易疲乏；自信心下降，有内疚感；思考能力下降；睡眠障碍；食欲降低，体重明显减轻；性欲减退；反复出现自杀念头等。研究表明，冠心病患者伴发抑郁症的几率远高于正常人群，抑郁症可使冠心病病情加重，死亡率上升。贝尔福特（Barefoot）曾对冠心病伴抑郁的患者做长达 19 年的随访，发现伴有中度到重度抑郁情绪的病例比无抑郁情绪的病例发生心源性死亡的概率高达 69%，比发生其他原因死亡的概率大 78%，而且发病后 5~10 年期间死亡危险度增加 84%，10 年以后增加 72%，这意味着持续存在或经常复发的抑郁情绪与冠心病的发展密切相关，对引发某些急性心血管事件起扳机作用。可能与患者在应激状态下儿茶酚胺分泌增加，使血小板活性增高，聚集作用增强，血液黏稠度增高，促发血管痉挛收缩，诱发或加重心肌缺血有关。

(2)焦虑与冠心病：焦虑也是一种常见的心理障碍，指一种持续性精神紧张或发作性惊恐状态。常伴有头晕、胸闷、心悸、呼吸困难、口干、尿频、尿急、出汗、震颤和运动性不安等。克罗（Crowe）等调查了 785 例急性心肌梗死病例的焦虑情况，结果有

24％的病例存在明显的焦虑情绪,选择201例随访1年后,仍有16％病例有焦虑情绪。陈银娣等研究发现,冠心病患者焦虑症状占69％～70.4％。科沃奇(Kwachi)等随访冠心病患者32年后,根据发生的总共402次冠心病事件来调查焦虑与冠心病之间的关系,发现伴有明显焦度情绪的病例发生致命性冠心病事件和猝死的危险度增高。

(3)经皮冠状动脉介入治疗与心理障碍:近年来,随着心导管技术的发展,心脏介入疗法已成为诊治心血管疾病重要而有效的手段,但由于许多患者对介入治疗知识缺乏了解,因此担心手术效果并对预后充满恐惧心理,怀疑介入治疗的可行性、安全性。潘兰平等对150例介入治疗的冠心病患者调查发现,每位患者都存在着不同程度的心理问题。因此,良好的心理护理是冠心病患者介入治疗成功的关键因素之一。

①术前心理障碍。冠状动脉介入治疗是近年发展很快的冠状动脉疾病治疗的重要手段,但它毕竟是心脏微创手术,费用昂贵,恐惧手术,害怕疼痛,有严重并发症的风险,可能对患者造成一定的心理影响。因此,有针对性地对患者采取心理治疗措施,对提高临床治疗效果有着十分重要的意义。

②术中心理障碍。研究显示,冠心病患者在心脏介入手术中明显的焦虑情绪,可导致心率加快、收缩压升高,甚至可能影响手术的顺利进行。因此,在手术过程中重视对患者的心理护理十分重要。

③术后心理障碍。经皮冠状动脉介入治疗为冠心病患者提供了最为直接准确的治疗,可使患者从根本上放下冠心病这个思想负担,但冠状动脉内支架置入也可使部分患者在一定程度上增加心理负荷,患者对体内支架的过分关注,顾虑术后留有后遗症及经济问题等,均可导致或加重其心理障碍。

冠心病患者的心理障碍与其预后密切相关。因此,支架置入术后的患者要保持心情开朗、乐观,多与置入过支架的患者进行交流,有利于消除顾虑。同时家庭成员、朋友应多给予开导、帮助,要在医生指导下,定期复查,按时吃药,加强锻炼,开心生活。

42. 冠状动脉介入治疗患者出院后为什么要进行适度运动

为维护支架不出现再堵塞、冠状动脉不再发生新病变,坚持健康的生活方式,其中重要一条就是坚持规律的运动。

(1)运动的时间和方式:支架本身对活动没有任何影响,一般支架术后1~2周就可恢复正常运动。选择较缓慢、柔和的运动,如步行、慢跑、慢速游泳、太极拳等有氧运动。

(2)运动时的注意事项:运动量应适当,根据自己的心脏状况来决定,运动结束后以不感到疲劳为好,不要刻意、死板的按书上要求的心率目标和时间来锻炼,勉强坚持只能增加心脏负担,使心脏功能恶化或者诱发心绞痛。运动要量力而行,循序渐进,长久坚持。不要晨练,宜在下午或傍晚进行,避开心脑血管病好发的高峰时间。运动前不要吃太饱,饭后不要马上运动,以免引起冠状动脉供血不足。环境温度不可过热或过冷,以免诱发心绞痛发作。合理安排工作,无心肌梗死者支架术后1~2周后即可恢复正常工作;有心肌梗死者支架术后1个月可以恢复轻便工作,要看自己的体能、工作强度和压力等综合因素。需要时调换到体力活动不太重的工作岗位。有一些工种不再适合,应该调换岗位,如高空作业、重体力劳动和强刺激高度紧张的职业等;工作一定要量力而行,一旦出现身体不适应及时停止。

43. 冠状动脉介入治疗术后还可以服用其他药物吗

　　冠状动脉介入治疗术后的患者应在医生指导下长期服用抗凝、抗血栓、抗再狭窄的药物，以保证术后疗效的长期性。为了预防支架内再狭窄和防止冠状动脉粥样硬化的进展，在此基础上还可以辅助用一些其他的中药类的抗凝药及活血化瘀药，以提高术后的疗效。

　　(1)复方丹参片

　　功效主治：活血化瘀，理气止痛。用于气滞血瘀所致的胸痹、胸闷、心前区刺痛，以及冠心病心绞痛见上述症候者。

　　成分：由丹参 450 克，三七 141 克，冰片 8 克组成。

　　药理作用：复方丹参片具有扩张冠状动脉，增加冠状动脉血流量，减慢心率，改善心肌缺氧的作用；可改善心脑血管急性症状和心电图缺血性的改变；可抑制血小板凝集，抑制血小板的释放反应，降低血黏度，降低血脂。

　　不良反应：有一些比较少见的不良反应，如可致显著窦性心动过缓、肺结核咯血和血小板减少等。复方丹参片除对个别病人有胃肠不适和作呕外，未发现有肝、肾功能损害等不良反应。

　　禁忌证：孕妇慎用。

　　用法用量：口服，每次 3 片，每日 3 次。

　　(2)复方三维亚油酸胶丸 I(脉通胶囊)

　　成分：本品为复方制剂，每粒含亚油酸 0.35 克，维生素 B_6 2 毫克，维生素 C 25 毫克，维生素 E 1.67 毫克，肌醇 10 毫克，大豆磷脂 24 毫克，甲基橙皮苷 10 毫克。

　　药理作用：亚油酸是人体不能合成，或是合成的量远不能满足需要的脂肪酸，叫做必需脂肪酸。亚油酸多烯为不饱和脂肪酸，能与胆固醇结合成酯,并可能促使其降解为胆酸而排泄,具有降低血胆固醇的作用,亦降低三酰甘油、低密度脂蛋白胆固醇和极低密度脂蛋白胆固醇的含量,使高密度脂蛋白含量增加。研究发现,胆固醇必须与亚油酸结合后,才能在体内进行正常的运转和代谢。如果缺乏亚油酸,胆固醇就会与一些饱和脂肪酸结合,发生代谢障碍,在血管壁上沉积下来,逐步形成动脉粥样硬化,引发心脑血管疾病。亚油酸具有降低血脂、软化血管、降低血压、促进微循环的作用,可预防或减少心血管病的发病率,特别是对高血压、高血脂、心绞痛、冠心病、动脉粥样硬化、老年性肥胖症等的防治极为有利,能起到防止人体血清胆固醇在血管壁的沉积,有"血管清道夫"的美誉,具有防治动脉粥样硬化及心血管疾病的保健效果。

●维生素 B_6。维生素 B_6 在红细胞内转化为磷酸吡哆醛,作为辅酶对蛋白质、糖类、脂类的各种代谢功能起作用。维生素 B_6 还参与色胺酸转化成烟酸或 5-羟色胺。

●维生素 C。促进骨胶原的生物合成,利于组织创伤的更快愈合;促进氨基酸中酪氨酸和色氨酸的代谢,延长寿命;改善铁、钙和叶酸的利用;改善脂肪和类脂特别是胆固醇的代谢,预防心血管病;促进牙齿和骨骼的生长,防止牙床出血,防止关节痛、腰腿痛;增强机体对外界环境的抗应激能力和免疫力;水溶性强抗氧化剂,主要作用在体内水溶液中;坚固结缔组织;促进胶原蛋白的合成,防止牙龈出血。

●维生素 E。维生素 E 是一种基本营养素,属于抗氧化剂,可结合饮食中的硒,保护红细胞免于溶血,保护神经与肌肉免受氧自由基损伤,维持神经、肌肉的正常发育与功能。亦可能为某些酶系统的辅助因子。本品参与体内一些代谢反应,能对抗自由基的过氧化作用而延缓衰老。

●肌醇。本品为一温和的周围血管扩张药,具有降脂作用。其血管扩张作用较烟酸缓和而持久,没有服用烟酸后的潮红和胃部不适等不良反应。本品可选择性地使病变部位和受寒冷刺激敏感部位的血管扩张,而对正常血管的扩张作用则较弱。此外,还有溶解血栓、抗凝、抗脂肪肝、降低毛细血管脆性等作用。

●大豆磷脂。磷脂是构成细胞生物膜(细胞膜、核膜、线粒体膜)脂双层的基本骨架,也是构成各种脂蛋白的主要组成成分,因此磷脂是身体所必需的,俗称必需磷脂。大豆磷脂在体内能以完整的分子形式与受损的肝细胞膜结合,修复受损的肝细胞膜,促进肝细胞再生。磷脂参与脂肪和胆固醇的运输。血浆中磷脂过低,则胆固醇/卵磷脂比值增大,出现胆固醇沉积引起动脉粥样硬化,故磷脂有抗高胆固醇血症的作用,对治疗高血脂、动脉硬化具有显著的功效。磷脂是组成大脑和神经细胞必不可少的成分。研究表明,经常服用大豆磷脂能改善人体神经化学功能和大脑功能,减缓脑细胞的退化与死亡,增强体质和记忆力。同时磷脂具有使神经细胞内部结构生长旺盛的作用,可适用于改善神经衰弱和减轻神经错乱症状。

●甲基橙皮苷。本品为水溶性多种二氢黄酮型甲基橙皮苷的混合物,具有维生素 P 一样的效能,可增强维生素 C 的作用,并有较强的抗病毒和抗菌作用,可维持血管正常通透性,提高毛细血管抵抗力,增强毛细血管的弹性与韧性,防止和治疗毛细血管出血、牙龈出血,以及手术前或手术后出血的预防和治疗。

功效主治:动脉粥样硬化的辅助治疗和预防。

用法用量:每次 1 粒,每日 3 次,饭后服用。

44. 冠心病患者介入治疗后为什么不能暴饮暴食

(1)冠状动脉介入治疗后患者的心脏功能虽然恢复,但冠状动脉粥样硬化并没有完全消除,胃肠道的血管极其丰富,饱餐后因消化与吸收的需要,心脏必须输出大量血液供给胃肠,这就加重了心脏的负担。

(2)饱餐后,为了充分地消化、吸收,血液大量向胃肠道分流,造成血液在体内的重新分配,心脏供血相对减少,外周血压就下降,造成冠状动脉供血不足,可加重原有的心肌梗死,或诱发新的心肌梗死。

(3)饱餐之后,食物中的脂肪被吸收进入血液循环,这样就使血液的黏稠度增加,进而加重或诱发心肌梗死。

(4)饱餐之后,胃的体积增大,腹腔压力增高,膈肌上升,胸腔负压下降,心脏回流的血液减少;同时挤压心脏,易出现心绞痛。

以上这些因素均使心肌缺血、缺氧加重,而易发生心律失常,又进一步加重心肌缺血、缺氧,形成恶性循环。同时,心律失常本身也是心脏病猝死的常见原因。

45. 冠状动脉介入治疗术后患者选择哪种睡觉姿势好

睡眠姿势通常有仰睡、右侧睡、左侧睡及俯睡几种。睡觉的姿势千姿百态,每种姿势都有优点,也有缺点,到底哪种睡觉姿势好,下面给予介绍。

(1)仰卧。约有60%的人选择仰卧睡姿,这也是医生推荐的最佳大众睡姿。

①优点。不压迫身体脏腑器官。

②缺点。容易导致舌根下坠,阻塞呼吸。

③不适宜人群。打鼾和有呼吸道疾病的人。

(2)俯卧。5%的人选择俯卧,趴着睡觉。

①优点。采用这种睡姿的人睡觉时会感到安全,也有助于口

腔异物的排出；同时对腰椎有毛病的人有好处。

②缺点。压迫心脏和肺部，影响呼吸。

③不适宜人群。患有心脏病、高血压、脑血栓的人不宜选择俯卧。

（3）左侧卧：医生认为，这种睡姿容易让人在睡觉时翻来覆去，产生不稳定的睡眠。而且，由于人体心脏位于身体左侧，左侧卧会压迫心脏，所以它是一种很不健康的睡姿。

①优点。无。

②缺点。压迫心脏、胃部。

③不适宜人群。尤其对于患有胃病、急性肝病、胆结石的患者不宜采用左侧卧。

（4）右侧卧。有25％的人在睡觉时会朝向右侧。

①优点。不会压迫心脏，睡眠有稳定感。

②缺点。影响右侧肺部运动。

③不适宜人群。肺气肿的患者。

以上4种睡姿，可根据自己的身体状况进行相应的选择。

冠心病及介入治疗术后患者最好不要俯睡。俯睡时胸部受到压迫，呼吸困难，人体吸入的氧气相对减少，不利于新陈代谢；同时，心脏受压，心搏阻力加大，血液循环受到影响。向左侧睡时压迫胃及心脏，对患有心脏病的人尤为不利。正常的睡眠姿势应该是仰卧睡，或向右侧睡。一些血液循环差、防寒功能弱、睡觉时怕冷的人，把身体稍微弯曲向右侧睡也很适宜，这样可使全身肌肉得到最大程度的松弛，又不致压迫心脏，使心、肝、肺、胃、肠处于自然位置，还可帮助胃中食物向十二指肠输送。

冠心病中重度心绞痛患者，或冠心病心功能不全的患者，或冠状动脉介入治疗术后患者，为减轻心脏负担，应该选用头高脚低位，将头部和胸部垫高，这样可以减少流回到心脏的血液，而减轻心脏的负担。

46. 冠状动脉介入治疗术后患者如何加强心理自我调整

(1)遇事心平气和:冠心病患者往往脾气急躁,故易生气和得罪别人。必须经常提醒自己遇事要心平气和,增强耐性。

(2)要宽以待人:宽恕别人不仅能给自己带来平静和安宁,有益于冠心病的康复,而且能赢得友谊,保持人际间的融洽。所以,人们把宽恕称为"精神补品和心理健康不可缺少的维生素"。

(3)遇事要想得开,放得下:过于精细、求全责备常常导致自身孤立,而这种孤立的心理状态会产生精神压力,有损心脏。冠心病患者对子女、金钱、名誉、地位,以及对自己的疾病都要坦然、淡化。

(4)掌握一套身体锻炼和心理调节的方法:如自我放松训练,通过呼吸放松、意念放松、身体放松或通过气功、太极拳等活动,增强自身康复能力。

47. 冠状动脉介入治疗术后遇到以下情况应怎么办

(1)急性发作:冠状动脉介入治疗术后如有心绞痛急性发作时,要保持镇静,停止一切活动,就地休息。此时应立即舌下含服硝酸甘油1片或速效救心丸10粒。如效果欠佳,心绞痛未能缓解,应每隔5分钟再含服1次。如舌下含服硝酸甘油或速效救心丸连用3次仍无效时,则提示可能发生了急性心肌梗死,应马上拨打"120"或"999"电话,尽快去医院。如自行服药缓解,患者也应尽快去医院复查冠状动脉造影。如心绞痛发作症状与术前相似,应考虑有支架内再狭窄的可能。如症状与术前不同,可能有新发冠状动脉病变。

(2)重要事情前:在遇到重要事情前,患者经常会因为精神紧张而导致血压升高,心率加快。为避免由此引发的心绞痛,患者可在重要事情前根据当时的血压和心率情况加服硝酸异山梨酯2～4片、美托洛尔0.5～1片。如仍有心绞痛发作,应就地休息,立即舌下含服硝酸甘油或速效救心丸;如服药后可迅速缓解,可办完事后再就医,复查冠状动脉造影。如发作症状比以往剧烈,伴大汗、心慌等症状,应停止一切活动,迅速就医。

(3)外出旅游:冠状动脉介入治疗术后患者应自备急救的药盒(硝酸甘油、速效救心丸等)和日常的口服药,尤其是介入治疗术后服用的阿司匹林和氯吡格雷千万不能忘记。外出旅游饮食起居经常不规律,但一定要按时服药。有心绞痛发作时如口含药物不能缓解,应立刻前往当地最近的医院就医,途中可每5分钟含服一片硝酸甘油,如自测脉搏较快(>70次/分钟)可口服或嚼碎含服美托洛尔1片。心绞痛急性发作后如药物控制良好,可回家后就近住院,复查冠状动脉造影;如心绞痛频繁发作,或发作急性心肌梗死,应立即前往最近的有介入条件的医院积极控制病情,避免回家途中可能发生的危险。

(4)夫妻性生活:夫妻性生活对体力的消耗很大,介入治疗术后如支架没有再狭窄,冠状动脉没有新发病变等情况,应不会影响正常的夫妻性生活。但患者应根据自身条件酌情进行,如患者担心会诱发心绞痛,可事先服用硝酸异山梨酯(或)美托洛尔,对预防心绞痛的发作会有效。

(5)感冒、发热、腹泻:目前冠状动脉介入治疗术后的药物和抗感冒药、退热药和治疗腹泻的药物一般没有冲突。但患者感冒、发热和腹泻时,血容量往往不足,患者应根据当时血压情况减少或停用降压药物,以免造成血压过度的降低。但美托洛尔、阿替洛尔等β-受体阻滞药尽量不要停用。

(6)磁共振检查等:冠状动脉介入治疗术后一般不影响患者其他检查,但检查前患者应告知医生自己为介入治疗术后正在服用阿司匹林、氯吡格雷、他汀类药物等。

(7)接受其他手术:冠心病患者在接受其他手术前应告知手术医生自己的既往病史,以便术者权衡利弊。一般的外科手术前都应停用阿司匹林和氯吡格雷等抗凝药物,以免术中大出血。但患者如果是裸金属支架置入后3个月内或药物支架置入后1年内,停用上述药物会诱发支架内血栓,造成急性心肌梗死,威胁患者生命。所以,介入治疗术后患者尽量不要在这段时间内行外科手术;如必须手术,可在住院严密监护下,遵医嘱停用阿司匹林和氯吡格雷5~7日,同时应用低分子肝素皮下注射,但仍有发生心肌梗死的可能。

(8)外伤:外伤经常会因为疼痛和紧张等因素诱发心绞痛,治疗药物和急性发作时一样,但外伤因失血等原因,可能会使血压降低,所以含服硝酸甘油应酌情减量。外伤时最常遇到的问题是出血,如为体表局部出血,可压迫止血,不要停用阿司匹林和氯吡格雷等抗凝药物。但如果怀疑有内脏出血或颅内出血,必须停用阿司匹林和氯吡格雷,并尽快入院,在严密观察下治疗。

48. 冠心病介入治疗后患者如何护心

(1)调理饮食

①三低饮食。即"低脂、低糖、低盐"饮食。这样可降低血脂,控制血黏度,稳定血压,有利于冠心病的康复。因此建议,除主食米面之外,适当搭配杂粮及豆类。瘦肉(包括鸡、鱼)每日100~150克。不吃或少吃肥肉,少吃动物内脏,但也不要绝对化,不时吃点肝还是有益的。做菜要用植物油,不用或少用动物油。青菜、水果多吃有益,西红柿可以天天吃,但不要加太多糖,还有豆制品、花生仁、核桃仁等也可常吃。

虽然盐是每日不可少的,但如吃得过量则钠摄入过多,是高血压的一个危险因素。成年人每日摄入食盐5～6克就可保持正常需要。虽然这并不是一个独立的发病因素，但盐过量是高血压的一个重要因素。

②改变不良的生活习惯。忌烟，烟中的有害物质对冠状动脉损害极大，所以应严禁吸烟；控酒，喝酒过量有害，酒的热能高，烈酒不可常喝，黄酒、葡萄酒也要有节制的喝。饮料，最方便有益的饮料是白开水和茶，含糖多的饮料不可多喝。

③饮食疗法。中医学认为，不同颜色和滋味的食物对五脏有不同的亲和作用，即五色五味入五脏。五色五味的营养搭配均衡合理，则有利于五脏的协调平衡，如失于合理，又是致病的原因之一。《素问·生气通天论》曰："阴之所生，本在五味，阴之五宫，伤在五味。"说明饮食五味对人体具有"养"和"伤"的双重作用，饮食五味调和，化生精微，滋养五脏和整个机体；饮食五味失调，就会损伤五脏，使阴阳失衡，导致疾病发生，久而久之就可导致严重的后果。所以，注重膳食平衡对冠心病及介入治疗后患者的防治具有积极意义。现介绍对冠心病及介入治疗后患者切实有效、不良反应少的常用食疗方。

● 菊楂决明饮。菊花3克，生山楂片、草决明各15克，用沸水泡半小时后饮用。

● 双耳汤。白木耳、黑木耳各10克，泡发洗净后，加冰糖隔水蒸1小时，食用。

● 大蒜粥。紫皮大蒜（去皮）30克，放入沸水中1分钟后捞出，粳米100克放入蒜水中煮成稀饭，再将蒜重新放入粥中煮片刻，早晚温服食。

● 山楂饮。山楂30～40克，或新鲜山楂60克，煎水代茶饮。

● 柏子仁炖猪心。柏子仁10～15克放猪心内，隔水炖熟，每日3次食用。适用于心悸怔忡者。

● 何首乌粥。制何首乌30～60克，用沙锅煎浓汁，与粳米

100 克,大枣 3 枚同煮粥,加冰糖少量,早晚餐服食。

● 红豆根茶。红豆根 9 克,绿茶 3 克。将 2 味制成粗末,沸水冲泡,加盖闷 10 分,不拘时代茶饮,每日 1 剂。活血化瘀,防治冠心病与心绞痛等。

● 海参炖大枣。海参 30 克,大枣 5 枚。海参炖烂,加大枣、适量的冰糖再炖 15～20 分钟,每日晨起空腹食用。

● 胆汁绿豆。猪胆汁 200 毫升,绿豆粉 200 克,拌匀,烘干,研末,加红糖 50 克,备用;每次 6 克,每日 2 次,热水冲服。或者在猪胆内装满黑豆,蒸熟,晒干备用;每日 2 次,每次 20～30 粒,连续服用 20～30 日。

● 豆腐荠菜炖香菇。嫩豆腐 200 克,荠菜 100 克,红萝卜 25 克,水发香菇 25 克,熟竹笋 25 克,水面筋 25 克,配以精盐、味精、姜末、湿淀粉、鲜汤、香油、生油制成。常可作为高血压、高脂血症冠心病、动脉硬化症及肾炎水肿、乳糜尿等病患者的营养保健和辅助治疗的汤菜。

(2)调节情志:中医学认为,精神情志调畅,则气血运行通利,脏腑功能正常协调,阴阳平衡,机体就健康。不良的精神情志刺激或自身情志的异常变化均可致气血运行失常,脏腑气机紊乱而发病。对于冠心病及介入治疗后患者来说,调节情志尤为重要,情绪不稳是冠心病患者一大危险因素。心情舒畅则能调动机体自身调控的功能,有利于帮助冠心病及介入治疗后患者的康复。

(3)适度运动:适度的运动锻炼是一种非常有效的辅助疗法。运动锻炼可疏通经络,促进气血运行,通利九窍,协调脏腑,调和阴阳,有利于健体防病。冠心病及介入治疗后患者应根据自己的年龄、性别、体质和冠心病的严重程度,确定合适的运动项目和运动量。我国传统的养生功、太极拳等可柔筋健骨、养气壮力,具有行气活血、协调五脏六腑的功能。现代研究证实,它不仅能锻炼身体、提高免疫力、预防疾病的发生,而且还能改善神经体液调节功能,加强血液循环,对腹腔脏器有柔和的按摩作用,对神经、心血管、消化、呼吸系统及运动器官都有良好的调节作用,非常适合冠心病及介入治疗后的患者。

支架手术后患者第一次运动时必须测量脉搏,严格按运动处方进行,既不保守也不冒进。同时,要循序渐进,持之以恒。活动前要做好热身准备,避免运动突然开始或突然停止。如果在运动中出现胸闷、胸痛、憋气、头晕、心跳加快等不适症状,应立即停止活动,并及时到医院就诊。患者应随身携带硝酸甘油等急救药品,出现心绞痛症状时可及时使用。饭前、饭后不要立即运动。阴雨天、闷热或寒冷天气时,应减少活动量或暂停活动。运动后应休息20分钟后再进行温水淋浴。

(4)合理用药:冠状动脉支架术后长期合理用药对保证"支架"的通畅至关重要。术后用药按医嘱进行,不得随意减量,更不应当自行停药,否则前功尽弃,须从头再来。冠心病及介入治疗后的患者应保持平稳的血压,血压过高会增加心脏的负担,而血压偏低又妨碍支架内血液的通畅。若没有抗凝禁忌,应尽可能延长服用阿司匹林和双嘧达莫的时间。一般认为至少要服1年,这样可不同程度地防止"支架"内血栓形成,从而防止"支架"的堵塞。特别提醒患者,体育运动不能完全取代药物治疗,除了改变生活方式和饮食习惯外,不能自行变更心脏病药物的使用剂量或方法。每年应对心血管进行1~2次的保健治疗。

作者通过临床应用及观察,对冠心病及介入治疗后的患者推荐几种疗效确切,可长期使用的药物(注意:支架术后服用的抗凝药和血小板解聚药物不能停用)。

①复方三维亚油酸胶丸Ⅰ(脉通胶囊)。该药系复方制剂,具有扩张血管、活血化瘀、去脂降脂、稳降血压、营养心肌、抵抗衰老的作用,长期服用,不仅可以治疗冠心病,而且还可预防冠心病介

入治疗后患者的再狭窄(详见43题)。

②依那普利。该药为血管紧张素转化酶抑制药,用于治疗各期原发性高血压,肾性高血压,各级心力衰竭;预防症状性心力衰竭,左心室功能不全病人冠状动脉缺血事件等(详见说明书)。

现代医学研究认为:血管紧张素转化酶抑制药(如贝那普利、依那普利、卡托普利等)对心、脑、肾靶器官有保护作用,可显著降低心脑血管疾病的发生率和病死率。

③中药针剂。如复方丹参注射液、川芎嗪注射液、丹红注射液、灯盏花素注射液、脉络宁注射液等,对心血管疾病均有良好的治疗及预防作用。具有活血化瘀,改善心肌血液灌注,疏通经络,改善微循环,稳定血压,降低血脂,改善血黏度,减缓或抑制冠状动脉粥样硬化斑块的形成作用。冠心病或冠状动脉支架术后患者不管有无不适的症状,每年的保健治疗都很重要。实践证明,每年入冬前和每年春季应用1个疗程中药针剂比较好,至少每年入冬前一定要保健应用,因为冬天寒冷,是心血管病高发季节,应提高警惕。保健药物应根据自己的病情任选一种,也可选两种交替使用,14~21日为1个疗程。

(5)定期监测:冠心病患者及介入治疗后病人,"支架"的通畅性尚需监测,患者术后应定期到医院复查,如做心电图、同位素,甚至冠状动脉造影,以便尽早发现可能出现的问题。总之,"支架"的通畅与患者的精心、用心和医生的关心是密不可分的。

（二）冠状动脉造影术

49. 什么是冠状动脉造影术

　　冠状动脉造影术是通过影像学方法确定冠状动脉有无病变，以及为冠心病的诊治和研究提供可靠依据的介入性诊断技术（图6）。1958年，宋斯（Sones）首次进行了冠状动脉造影术，在心血管

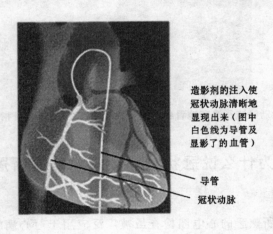

造影剂的注入使冠状动脉清晰地显现出来（图中白色线为导管及显影了的血管）

导管

冠状动脉

图6　冠状动脉造影（正常的X线片）

领域得到广泛应用，在美国每年几乎要完成200万例冠状动脉造影。冠状动脉造影也由以前单纯判断血管狭窄程度，发展到介入心脏病治疗前后病变特征的精确解剖学评价指标。因此，对血管造影机提出了更高的要求，即高质量的影像视觉效果。进行冠状动脉造影的医师应该既是血管影像学方面的专家，也是心血管临

床方面的专家。

　　冠状动脉造影术就是在股动脉(或者桡动脉)插入导管至主动脉根部,选择性地将导管送入左、右冠状动脉开口,注射造影剂而在 X 线透视下显示冠状动脉形态特点的一种心血管造影方法,这种方法能清楚地显示冠状动脉粥样硬化引起的血管狭窄或阻塞的位置(图 7)。

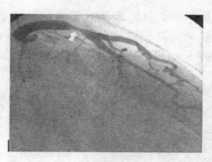

图 7　冠状动脉造影清晰地看到左主干狭窄的病变(白箭头所指之处)

50. 为什么说冠状动脉造影术是诊断冠心病的金标准

　　被大家所熟悉的心电图检查虽被广泛应用于冠心病的诊断,但其对冠状动脉供血不足诊断的阳性率仅为 40%左右,约 50%以上的稳定型心绞痛患者心电图检查可以显示为正常。相反,心电图检查即便出现心肌缺血的改变,也不一定就是冠心病;运动试验方法虽然简单易行且无创伤性,但其在诊断冠心病方面也存在假阴性和假阳性,从而影响了对冠心病的判断;超声心动图(心脏彩超)检查不能直接显示冠状动脉的病变情况,对冠心病的诊断也只能起到辅助诊断作用,而不能作为主要的诊断方法。冠状动脉造影术的出现,对冠心病的诊断起到里程碑的作用,被医学界誉为诊断冠心病的金标准(图8)。它通过皮肤穿刺血管插入一根细小引导管,在 X 线引导下运至冠状动脉开口,注射了在 X 线下能成像的药剂后,冠状动脉的病变情况就一目了然。

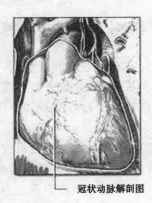
冠状动脉解剖图
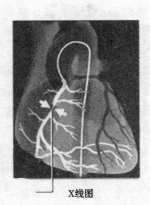
X线图

图8 金标准可清晰地看到冠状动脉狭窄部位(白箭头所指之处)

51. 冠状动脉造影术的指征有哪些

(1)诊断性冠状动脉造影

①指导治疗的冠状动脉造影、明确病因诊断的冠状动脉造影、非冠状动脉疾病重大手术前的冠状动脉造影;诊断性冠状动脉造影患者胸痛不适或憋闷,与劳累等因素无关,不能随硝酸盐制剂或休息等措施缓解上腹部症状,无食管、胃与胆管疾病,或经治疗不能缓解,须与心绞痛鉴别有缺血性心绞痛症状,但运动试验或同位素心肌断层显像无缺血客观指征者。

②动态心电图(Holter)或运动试验有心肌缺血客观指征,但

无临床症状者。

③高通气综合征(过度换气综合征)的患者有心肌缺血指征者。

④心电图 T 波异常(倒置、低平或抬高)或非特异 ST-T 改变(低平或抬高)需排除冠心病者。

⑤为安全或职业特殊需要,需除外冠心病者,如飞行员或高空作业人员有胸部不适者。

(2)指导治疗的冠状动脉造影:对有典型心绞痛症状,各种无创性检查证实有心肌缺血的冠心病患者,冠状动脉造影可提供确切的冠状动脉病变和范围及左心室功能情况,为进一步制订治疗方案提供客观依据。

(3)明确病因诊断的冠状动脉造影:冠状动脉造影还可应用于原因不明的心脏扩大、心功能不全和心律失常以明确病因诊断,除外冠心病的可能性。此类患者需同时进行左心室造影和左心室舒张末压测定外,还应同时做右心导管检查,测定右心各压力指标,必要时还应进行肺动脉造影或右心室造影,疑为心肌病者应进行心内膜心肌活检术。

(4)非冠状动脉、重大疾病手术前的冠状动脉造影:中年以上非风湿性心脏瓣膜病患者行瓣膜置换术前,年轻患者若有胸痛症状也应于术前做冠状动脉造影;钙化性心脏瓣膜病患者瓣膜置换术前,若同时有冠状动脉严重病变者应同时做冠状动脉搭桥术;先天性心脏病行矫正术前,尤其是法洛四联症、大血管转位等可能合并先天性冠状动脉畸形者;特发性肥厚性主动脉瓣狭窄术前。

52. 冠状动脉造影术适应证有哪些

1978 年,美国心脏学会和美国心脏病学会的冠状动脉造影委员会制订了冠状动脉造影适应证的标准。1999 年,该委员会对这一标准进行了重新修订,将与造影相关的情况分为以下 3 级。

Ⅰ级:有证据显示和(或)普遍赞同进行冠状动脉造影是有用的和有意义的。

Ⅱ级:与进行冠状动脉造影的有用性(有效性)存在相互抵触的证据和(或)分歧的观点。

Ⅱa级:证据偏重于有用性(有效性)。

Ⅱb级:证据较少证实其有用性(有效性)。

Ⅲ级:有证据和(或)普遍认为冠状动脉造影是无用的(无效的),甚至在某些情况下可能是有害的。

(1)冠状动脉造影术的具体适应证

①不典型胸痛,如胸痛综合征,上腹部症状(包括胃、食管及胆囊等所致症状),临床上难以与心绞痛进行鉴别,为明确诊断者。

②有典型的缺血性心绞痛症状,无创性检查(如运动平板试验、心肌核素显像等)提示心肌缺血改变者。

③无创性检查(如动态心电图、运动平板试验及心肌核素显像等)提示有心肌缺血改变,而无临床症状者。

④不明原因的心律失常,如恶性室性心律失常或新发传导阻滞者。

⑤不明原因的左心功能不全,主要见于扩张型心肌病或缺血性心肌病,为进行鉴别者。

⑥冠状动脉腔内成形术(激光、旋切、旋磨等)或搭桥术术后反复发作的难以控制的心绞痛者。

⑦无症状但疑有冠心病,在高危职业(如飞行员、汽车司机、警察、运动员)及消防队员等或医保需要者。

⑧非冠状动脉病变,如先天性心脏病和瓣膜病等重大手术前,其易合并有冠状动脉畸形或动脉粥样硬化,可以在手术的同时进行干预者。

(2)以治疗冠状动脉疾病或评估治疗效果为目的的适应证

①稳定型心绞痛,内科治疗效果不佳,影响学习工作及生活。

②不稳定型心绞痛。

③原发性心脏骤停复苏成功,左主干冠状动脉病变或前降支近端病变的可能性较大,属高危组,需冠状动脉评估,尽早干预。

④冠心病患者发作6小时以内的急性心肌梗死或发病在6小时以上仍有持续性胸痛,拟行急诊经皮冠状动脉介入治疗手术;急性心肌梗死早期合并室间隔穿孔、乳头肌断裂,导致心源性休克或急性泵衰竭,经积极内科治疗无好转,需行急诊手术治疗;梗死后心绞痛,经积极内科治疗不能控制者;冠状动脉内溶栓治疗者;静脉溶栓失败,胸痛症状持续不缓解;溶栓治疗有禁忌证者;静脉溶栓成功后再闭塞或心肌梗死后早期(2周内)症状复发者。

⑤陈旧性心肌梗死伴新近发生心绞痛,经内科药物治疗无效者;陈旧性心肌梗死伴心功能不全,临床和辅助检查(如心电图、心脏彩超等)提示室壁瘤形成者;陈旧性心肌梗死伴乳头肌功能障碍者;陈旧性心肌梗死无创检查提示与原梗死部位无关的缺血改变者;陈旧性心肌梗死为进一步明确冠状动脉病变性质(如范围、部位及程度)。

⑥高龄患者如原发性心肌病、高血压性心脏病、风湿性心脏病及糖尿病等,为明确是否合并冠状动脉疾患及选择治疗方案时。其他非心血管疾病、肿瘤或胸腹部大手术前,需排除冠心病者。

(3)其他适应证:凡是有冠心病家族史、冠心病危险因素(如糖尿病、高血压、血脂紊乱和吸烟等),临床上出现冠心病的病症,如不明原因胸痛、心律失常,不能解释的心功能不全,或高度疑诊冠心病的患者,经上述综合方法难以确定冠心病者;已被诊断为冠心病心绞痛、心肌梗死,甚至已出现其并发症(如室壁瘤等)的患者;冠心病行冠状动脉搭桥术前;中老年非冠心病的其他需要外科手术治疗的心脏病患者,为了解冠状动脉情况,评估心脏的复跳情况和术中术后是否可能发生冠心病的严重并发症等,均是行该项检查的适应证。

国内外多项研究显示,糖尿病患者中冠心病的致死率是非糖尿病患者的2倍,及早发现糖尿病患者中冠心病的高危患者尤为有意义。糖尿病患者发生心绞痛或心肌梗死时,胸痛等症状可能不典型,严重程度与病情不完全相符,患者不要掉以轻心,应及时就医,减少心肌梗死的发病和病死风险,提高生存和治愈率。

53. 冠状动脉造影术禁忌证有哪些

(1)碘过敏或造影剂过敏者。

(2)有严重的心肺功能不全,不能耐受手术者。

(3)未控制的严重心律失常,如室性心律失常、快速心房颤动。

(4)未纠正的低钾血症、洋地黄中毒及电解质紊乱和酸碱平衡失调等患者。

(5)严重的肝、肾功能不全者。

(6)出血性疾病,如出血和凝血功能障碍患者。

(7)患者身体状况不能接受和耐受该项检查者。

(8)发热及重度感染性疾病者。

(9)不明原因发热,尚未控制的感染;严重贫血(血红蛋白<80克/升);严重的电解质紊乱;严重的活动性出血;尚未控制的高血压;脑血管意外急性期等患者。

目前,在临床实际操作中冠状动脉造影禁忌证是相对的,只要做好充分的术前准备,碘过敏试验阳性、心律失常等也可行冠状动脉造影,甚至由于心脏原因而危及患者生命急需行冠状动脉造影者,无须考虑其禁忌证。

54. 冠状动脉造影术术前应做哪些准备

(1)患者检查项目

①血常规、尿常规、粪常规。

②出血时间、凝血时间、凝血酶原时间和活动度。

③血胆固醇、三酰甘油、血钾、血钠、血氯、血尿素氮、血肌酐、谷氨酸氨基转移酶、乙型肝炎表面抗原。

④心电图及 X 线心脏摄影。

⑤二阶梯、踏车或平板运动试验。

⑥超声心动图。

⑦心肌核素显像。

⑧碘过敏试验。

(2)物品准备

①术前 1 日到导管室和手术室登记备物。

②股动脉穿刺针,弹性指引钢丝,左右冠状动脉导管。

③多导心电生理记录仪。

④压力记录装置。

⑤除颤器、临时起搏器、起搏电极导管、氧气、气管插管及开胸心脏按压的手术器械等。

(3)药品准备

①抢救药品。肾上腺素、去甲肾上腺素、异丙肾上腺素、多巴胺、间羟胺(阿拉明)、洛贝林(山梗菜碱)、尼可刹米(可拉明)、2%利多卡因、0.5%阿托品、毛花苷 C(西地兰)、地塞米松、普罗帕酮(心律平)、维拉帕米(异搏定)等。

②麻醉药。1%利多卡因注射液、2%普鲁卡因注射液。

③抗凝药。肝素。

④造影剂。76%泛影葡胺 20 毫升×10 支。

⑤其他药品。生理盐水、5％葡萄糖注射液。

（4）介绍病情及签字：向患者介绍冠状动脉造影的目的、方法和可能出现的危险，家属同意后签字。向患者介绍冠状动脉造影的大致过程及需要配合医护人员操作的内容，如注射造影剂时需屏气拍片，然后咳嗽，加速造影剂排出，使之解除紧张情绪，做好配合；嘱患者在造影过程中如有不适，尤其心绞痛发作时应立即告诉医生处理。

（5）皮肤准备：在股动脉插管部位清洁皮肤。

（6）术前用药：术前1日晚给患者服镇静药，如地西泮5～10毫克，以保证睡眠；造影前禁食6小时以上，术前半小时或10分钟肌内注射地西泮5～10毫克或异丙嗪25毫克，必要时酌情用抗生素。

55. 冠状动脉造影术如何操作

（1）穿刺：首先穿刺右侧股动脉，放入8F动脉外鞘管。这是目前最常用、最基本的经股动脉入路的冠状动脉造影技术，利用这一方法可成功地完成大部分病例的造影。将长导丝放入冠状动脉造影导管内，并使导丝尖端与冠状动脉造影导管顶端齐头，一起放进动脉外鞘管内，然后用软头J形导丝引路（即导丝尖端伸出导管外数厘米）在荧光屏监视下经降主动脉逆行将导管送到升主动脉后退出导丝，在加压输液喷射下迅速将导管与三通加压注射系统连接），将三通保持在压力监护状态持续观察动脉压力。充分抽吸出鞘管中的血液和气泡后注入肝素3000单位，然后经该鞘管插入造影导管并注入少量造影剂充盈导管，轻轻将导管向前推送至主动脉窦上方约2厘米处。

（2）左冠状动脉插管和造影：左冠状动脉插管和造影通常比右冠状动脉容易，将导管充满造影剂，于左前斜位透视下缓慢推送导管前进,使导管第一弯曲沿升主动脉后壁,第二弯曲沿升主动脉前壁下行。送至主动脉根部时,因左冠状动脉造影导管的特定形状,当其抵达主动脉根部后会"自动寻找"左冠状动脉口,此时荧光屏上可见到导管向左上后前位或左前斜位轻轻窜动,则通常表示导管尖端已进入左冠状动脉口,少量推注造影剂确定导管尖端位置并初步显影在左主干冠状动脉及其分支。若未能进入,可将导管后撤,重新插入,边推送边轻轻转动导管,寻找左冠状动脉开口。导管进入后若压力曲线无衰减,心电均正常,说明导管位置合适,则可固定导管,迅速调好投影体位,令患者深吸气、屏气在2～3秒快速手推注射器,用力加压推注造影剂,并拍摄电影和同步录像。造影结束后若心动过缓或压力下降,可令患者用力咳嗽以增加胸腔压力,促进造影剂从冠状动脉排出,若此举动无效或压力图形"心室化",提示导管堵塞冠状动脉口或插管过深堵塞血流,应迅速撤离导管,待压力图形恢复正常后重新将导管送入冠状动脉,调换其他投影体位,用以上方法再次造影。全部体位投照完毕拔出导管,用肝素盐水冲洗动脉外鞘管,然后继续进行右冠状动脉插管和造影。

(3)右冠状动脉插管和造影:右冠状动脉插管和造影基本操作步骤同左冠状动脉插管和造影,而右冠状动脉插管取左前斜位,此时有助于判断导管尖端的方位和寻找右冠状动脉开口处。当右冠状动脉造影导管进到升主动脉时,导管尖端转向左后方,在左前斜位观察下,缓慢以顺时针方向旋转导管,使其尖端转向正前方。若见导管尖端轻轻向前窜动,则表示导管已进入右冠状动脉口。推注少量造影剂,若见右冠状动脉显影而且动脉压力和心电均正常,则可开始造影。

56. 冠状动脉造影时如何对冠状动脉病变进行判断

　　冠状动脉造影时影像学检查结果能比非创伤性检查更直观、更准确地反映血管的病变,并可以推测相应的病理学改变。常见的冠状动脉病变主要有以下几种。

　　(1)狭窄:冠状动脉狭窄是冠状动脉造影中最常见、最基本的病变(图9),是指有粥样硬化斑块凸向血管腔的病变血管段直径

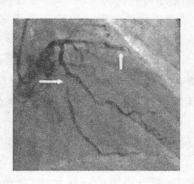

图9　冠状动脉造影(X线片示左冠状动脉分支狭窄)

与对照血管段直径的比值,可反映病变程度。如全程血管均受累积,则不成为狭窄。临床上应准确测量病变长度和狭窄程度,为选择合适的球囊和支架提供参考。其测量的方法主要有两种:①几何法。即通过测量软件包将冠状动脉边缘描出来,分别比较正常段和病变段的直径。②密度法。只需比较正常段和病变段的X线密度,对冠状动脉边缘的清晰度要求不高。

　　但在实际临床工作中,由于设备软件和时间等条件制约,大多

数还是采用目测法,不仅方便快捷,而且误差不大,但必要时可与使用的导管直径相对比,如 6F 为 2.0 毫米,7F 为 2.33 毫米,8F 为 2.67 毫米。

(2)钙化:冠状动脉钙化可在透视时看到沿血管走行的高密度条状影,其亮度和大小反映动脉硬化的程度。钙化对病变部位的性质判断很有帮助,如血管狭窄处的钙化影表明病变部位比较硬,单纯球囊扩张可能反应差,可考虑旋磨加球囊扩张和支架置入。

(3)夹层:动脉夹层可以是原发性,但较少见;大多见于经皮冠状动脉腔内球囊成形术之后,从影像学上可根据夹层形态将其分为 6 型:①为局限性的线条状透光区。②与冠状动脉平行的细条状透光区。③为冠状动脉外造影剂滞留。④为螺旋形夹层。⑤为血管内充盈缺损,血流速度缓慢。⑥为血管完全闭塞。

对于血流正常且无临床缺血表现的①、②、③型夹层预后较好,很少发生闭塞;④、⑤、⑥型及⑤+③型夹层的预后较差,不仅术后心肌缺血事件较多,而且残余狭窄重,急性闭塞发生率为 26.3%～37% 。

(4)血栓:表现为血管腔内的透光区,在血管完全堵塞时,还可显示血流中断。

(5)瘤样扩张:表现为局限性动脉扩张,这也是动脉硬化的表现。

(6)冠状动脉畸形:包括冠状动脉起源和分布异常、冠状动脉支数异常和冠状动脉瘘,总发生率为 0.6%～1.6%。冠状动脉畸形也可合并心绞痛、心肌梗死、心律失常等。绝大多数冠状动脉畸形是良性的,对心肌血流灌注无明显影响;但也有少部分冠状动脉畸形可能影响冠状动脉血流的灌注。

(7)冠状动脉的侧支循环:当某支冠状动脉高度狭窄或闭塞后,即可形成侧支循环,代偿局部供血,对观察和分析侧支循环有着很重要的临床意义。如果预扩张的血管有侧支循环,则治疗的安全性就高。在多支病变时,应先扩张接受侧支供血的病变血管,而不应先处理提供侧支的血管,否则一旦血管闭塞后果将很严重。

57. 冠状动脉病变有哪些特征

(1)分叉处病变:在血管狭窄部位有中等或较大分支(直径>1.5毫米)发出,或者待扩张的病变累积重要边支。

(2)钙化病变:中重度钙化是指病变部位的管壁上可见明显的密度增高影。

(3)偏心性病变:病变边缘从血管壁的一侧延伸到管腔直径的3/4以上。

(4)慢性闭塞病变:无前向血流(TIMI 0级),且估计闭塞时间超过3个月。

(5)管壁不规则:血管壁不光滑或呈"锯齿状"。

(6)开口处病变:位于前降支、回旋支或右冠状动脉起始部的病变(<3毫米)。

(7)成角病变:狭窄近端血管的中心线与狭窄远端血管的中心线夹角≥45°。

(8)冠状动脉内血栓:能清楚看到的与血管壁分开的管腔内充盈缺损影。

(9)病变长度:从未使病变短缩的体位测量,病变的两个"肩部"之间的距离。

冠状动脉粥样硬化病变的性质和形态学特征是决定介入治疗的选择和疗效的重要因素,与冠状动脉狭窄程度同等重要。

58. 冠状动脉造影术术中注意事项有哪些

(1)建立静脉输液通道,并将备用药品抽入空针内,如阿托品

1 毫克,利多卡因 400 毫克,异丙肾上腺素 0.5 毫克。

(2)股动脉穿刺成功后,立即由静脉内注射肝素 50 毫克,防止血栓并发症。

(3)压力换能器、三通接头和心导管应连成一个完整的密闭系统,注意排气,并时刻注意切勿混入气泡。

(4)电击除颤器的电极板涂以导电糊,以备应用。

(5)检查过程中连续心电监测,必要时提醒操作者。监测内容包括:QRS 波幅、ST 段及 T 波。如有心动过缓或窦性停搏,立即静脉注射硫酸阿托品 0.5~1 毫克;如有室性期前收缩、室性心动过速,立即静脉注射 2% 利多卡因 50~100 毫克;发生心室颤动时立即予以电除颤。

(6)严密监测压力,压力下降 20 毫米汞柱以上,疑导管顶端堵住冠状动脉时,立即撤离导管。病情严重或原有心动过缓者,在造影前可安置临时起搏器。

(7)操作过程中患者心绞痛发作时,应予硝酸甘油 0.6 毫克含服,或从导管内注射稀释后的硝酸甘油 200 微克,必要时重复应用,并予以氧气吸入。

(8)为减少冠状动脉造影过程中的并发症,应注意以下几点。

①导管勿入冠状动脉口内,以防机械性阻塞冠状动脉而发生心室颤动。

②插管前用肝素液冲洗导管及导引钢丝,操作过程中酌情用肝素盐水冲洗外套管。

③插管动作轻柔、迅速,尽量缩短检查时间。

④注射造影剂后,嘱患者咳嗽,因碘造影剂可抑制心肌,减慢心率,甚至可引起房室或室内传导阻滞。

⑤注意可能发生的造影剂反应,如反应严重要及时处理。

(9)检查结束后应用等量的鱼精蛋白对抗肝素时,必须稀释后缓慢注入。

(10)拔除导管后局部压迫止血 30 分钟以上，并行加压包扎。

59. 冠状动脉造影术术后监护内容有哪些

(1)监测心率、心律、呼吸、血压和尿量。

(2)嘱患者多饮水，以利于造影剂排泄。

(3)观察穿刺局部有无出血和渗血，并注意外周动脉搏动，卧床休息 24 小时后可下床活动。

(4)必要时重复心电图检查，注意有无心肌缺血的改变。

60. 冠状动脉造影术的并发症有哪些

(1)心律失常：在检查过程中常见心动过缓及不同程度的房室传导阻滞，个别患者可出现心室颤动。医师应严密观察患者情况，并及时给予处置，必要时停止造影。

(2)血栓栓塞：当导管和导丝等接触动脉血后即有可能在这些异物的表面形成血栓，后者经注射可进入动脉形成血栓。最常见的是脑栓塞和周围动脉的栓塞。脑栓塞多数发生在术中，严重者可突然出现意识障碍和肢体瘫痪。大多数患者因栓子小，意识障碍不重，运动障碍局限，预后较好。外周动脉栓塞最常见的部位在股动脉，表现为足背动脉搏动消失，皮肤苍白，病变侧肢体无力、发麻，重者可有间歇性跛行。处理可从动脉内注射溶栓剂，无效时可考虑行股动脉取栓。

冠状动脉栓塞较为少见，可以保守治疗为主，严重者尽快采用相应的再通治疗措施，如溶栓、冠状动脉腔内成形术、冠状动脉旁路移植术等。

血栓栓塞的预防至关重要。在动脉穿刺成功置入外鞘管时，给予肝素 1000～2000 单位。若进行冠状动脉腔内成形术或手术时间延长,则需定时增加。在送入导管时,务必有导丝的引导,在导管对位后,需用肝素生理盐水反复冲洗。

(3)穿刺部位出血、血肿:通常与穿刺不当和术后压迫止血不好有关。部分患者在留置动脉鞘后,血液渗出至皮下组织亦可形成血肿。处置应加压包扎,预防感染。

(4)动脉夹层形成:冠状动脉口夹层最危险的情况就是左主干冠状动脉开口处夹层,患者可出现突发心肌梗死,甚至猝死。

当导管深入到左主干内,导管前端与左主干冠状动脉不同轴时,导管若将动脉顶得过重或用力注射造影剂时容易造成夹层。在导管轴向性不佳时,应在后前位将导管稍稍后退,并进行调整使之与左主干冠状动脉同轴。此外,注射造影剂时可先慢慢注射少量使导管尖端脱离左主干壁,然后再快速注射。同时应注意冠状动脉内压力的变化,并保证冠状动脉压力与主动脉压力一致。

(5)冠状动脉痉挛:发生率为 4‰～5‰,主要由于导管进入冠状动脉时激惹所致,在导管将要进入左冠状动脉、右冠状动脉开口处时,术者操作时应缓慢操作导管,避免过快、过深地进入冠状动脉。若冠状动脉痉挛持续时间长,患者可出现心肌缺血。术中可在冠状动脉内给予硝酸甘油 100～200 微克,并应及时调整导管,密切注意压力变化。

(6)造影剂反应(过敏):表现及处置见冠状动脉造影剂过敏时如何处置及预防。

61. 什么是造影剂

造影剂又称对比剂,是为增强影像观察效果而注入(或服用)到人体组织或器官的化学制品。这些制品的密度大于或小于周围组织,形成的对比用某些器械显示图像,如 X 线观察常用的碘制剂、硫酸钡等。造影剂是介入放射学操作中最常使用的药物之一,主要用于血管、体腔的显示。造影剂种类多样,目前用于介入放射学的造影剂多为含碘制剂。自 1924 年美国用 50％碘化钠成功地做了第一例股动脉造影以来,与介入放射学的发展一样,造影剂产品也在不断地更新换代。

对比剂是一种诊断用药,最主要的成分是碘。碘的特点是不透 X 线,因此在拍 X 线片时,可利用碘在体内的分布产生对比;或使通常 X 线片上看不到的血管和软组织清晰成像,以协助医生作出可靠的诊断。对比剂可以被注射到动脉或静脉中,并很快分布于血管系统。对比剂不会在体内代谢或变化,它们将经过泌尿系统排出体外。

62. 造影剂分为几类

造影剂可分为原子量高、比重大的高密度造影剂和原子量低、比重小的低密度造影剂。常用的高密度造影剂有硫酸钡和碘制剂。

(1)硫酸钡:一般用于消化道造影检查,由纯净的医用硫酸钡粉末加水调制成混悬液。硫酸钡的浓度通常以重量/体积表示,根据检查的部位和目的不同,所用硫酸钡的浓度也不同。

(2)碘制剂:碘制剂可分为 3 大类,即无机碘化物、有机碘化物及碘化油或脂肪酸碘化物。

①无机碘化物。一般用 12.5％的碘化钠水溶液,可用于瘘管、尿道、膀胱或逆行肾盂造影。

②有机碘化物。亦为水溶性碘制剂,可分为以下几种。

●离子型。离子型造影剂按结构分为单酸单体和单酸二聚体。单酸单体的代表药物有泛影葡胺,可用于各种血管造影及静脉肾盂造影;单酸二聚体的代表有碘克沙酸。离子型造影剂的不良反应发生率高,机体的耐受性差。

●非离子型。如碘海醇(碘苯六醇)、碘普罗胺(优维显)及碘帕醇(碘必乐)等。非离子型碘造影剂较离子型不良反应小,可用于各种血管造影及经血管的造影检查。伊索显(碘曲仑),多用于椎管内脊髓造影。

③碘化油或脂肪酸碘化物。40%的碘化油主要用于支气管、瘘管及子宫输卵管造影。碘苯酯为脂肪酸碘化物,是一种油状液体,因其对组织的刺激性小,故适用于椎管及脑室造影,近年来已渐被非离子型二聚体的碘曲仑代替。

造影剂还可按药物的渗透压分类,即高渗、低渗和等渗 3 种。等渗的药物机体耐受性好,过高过低均有不同程度的刺激反应。

63. 冠状动脉造影为什么要使用造影剂

冠状动脉造影使用造影剂,是因为人体的许多组织结构在 X 线片上是不显像的,只能通过使用造影剂来加深显示它们,有些 X 线检查技术,如血管造影等,离开造影剂将不能进行。在有些技术中(如 CT),虽然造影剂并不总是必需的,但使用造影剂会令诊断图像更加清晰,从而帮助医生作出更为可靠的诊断。

由于造影剂能增加正常与异常组织间的差异,因此能协助医生探查出人体器官的异常形态结构和功能损害,并能使医生发现并鉴定一些早期的、小的病变(如肝病变等)。如果不用造影剂,这些病变可能不会被发现,以致造成漏诊或误诊。另外,造影剂还能帮助放射科医生鉴别诊断一般无需治疗的良性病变和急需治疗的恶性病变。

64. 造影剂对人体安全性如何

目前所用的常规造影剂在通常情况下是相当安全的。但某些患者仍会出现轻度或中度的不良反应,个别情况下还可能出现极少见的严重不良反应。几年前,在日本进行了一项包括337000多例的临床研究结果表明:无论离子型造影剂还是非离子型造影剂,严重反应的发生率都非常低,轻度不良反应的发生率也很低。但使用非离子型造影剂比离子型造影剂更安全,不良反应更少。

65. 抽取使用输液装置注射造影剂时应注意哪些问题

首先,抽取造影剂时应使用尽可能细和有长斜面的针头或输液器针头刺穿造影剂瓶塞。使用粗针头(如常规静脉穿刺用的2毫米短斜面针头)会增加产生碎片的危险性,即产生穿刺部位的橡皮微粒脱落现象。其次,应避免重复在橡皮塞的同一部位穿刺,因为这样会使产生碎片的危险性大大提高。由于造影剂黏稠度的关系,故不能使用带有液体滤过装置的特殊针头或抽吸针。另一方面,输液装置应使用滤过器能保证足够的液体流过。当造影剂加热至体温时,其黏稠度将会降低约一半,因此把加温的造影剂(尤其是高浓度的制剂)抽吸到注射器里就更容易。

66. 非离子型造影剂有何优点

非离子型造影剂在溶液中不分解成离子,不参与机体的代谢过程,所以具有水溶性和弥散力强的优点。加之其不带电荷,因此不干扰人体的电平衡,也不和钙离子发生作用,所以不影响血钙浓度,从而避免了由于钙浓度变化而引起的不良反应。在溶液中它的低蛋白质结合率,具有低渗透压、低化学毒性、低黏度和吸收快等优点,从而增强了组织对造影剂的耐受性,很少发生离子型造影剂易发生的严重不良反应。同时,对血脑屏障的影响也极少,在影像质量方面,可获得高对比的影像。

67. 冠状动脉造影剂过敏时如何处置及预防

碘造影剂,特别是有机碘水溶液,如泛影葡胺、碘普罗胺、碘海醇等,因其显影清晰,毒副作用少,易于吸收与排泄,广泛应用于血管造影、静脉肾盂造影、胆管造影等检查。碘造影剂过敏反应是造影检查过程中最严重的不良反应,轻者影响患者的身心健康,重者危及患者的生命。因此,对造影剂过敏反应的预防和处理是造影检查过程中医护人员工作的重点。

(1)碘造影剂过敏反应的表现及处理

①轻度反应。患者可出现头痛、头晕、恶心、呕吐、荨麻疹、面部潮红、眼睑及口唇水肿、流涕、喷嚏、流泪、胸闷气促、呼吸困难等反应。这些反应于造影剂的用量及给药方式无关。如出现上述症状,应立即停止注入造影剂,积极处理过敏反应。

●首先静脉注射地塞米松 5～10 毫克,0.1%盐酸肾上腺素 0.5～1 毫克,必要时 15 分后重复 1 次。

●持续氧气吸入,保持呼吸道通畅。

●异丙嗪 25 毫克,肌内注射。

●呼吸困难、喘憋者,给予氨茶碱 0.5 克加入液体中,静脉滴注。

●密切观察患者体温、脉搏、呼吸、血压、瞳孔的变化,并做好记录。

②重度反应。患者可出现喉头水肿、脉搏细弱、口唇发绀、呼吸困难、面色苍白、皮温降低、血压下降、中枢性抽搐,以致休克。发现上述情况,应立即停止检查,就地抢救。

●平卧、保暖、氧气吸入。

●立即使用肾上腺素、地塞米松、异丙嗪等抗过敏药物。

●针刺人中、十宣、涌泉等穴,或耳针取神门、肾上腺等穴。

●经上述处理,病情不见好转,血压不见回升者,需补充血容量,并酌情给予多巴胺、间羟胺等升血压药物;呼吸受抑制者,可应用尼可刹米、山梗菜碱等呼吸兴奋药;喉头水肿者,可行气管切开;呼吸心搏骤停者,行人工呼吸及胸外心脏按压等。

●对症处理。烦躁不安者,给予镇静药;肌肉软瘫无力者,可肌内注射新斯的明0.5～1毫克。

●抢救同时应密切观察体温、脉搏、呼吸、血压、一般情况的变化,并做好记录,未脱离危险患者不宜搬动。

(2)碘造影剂过敏反应的预防

①做好造影检查前的心理护理。用通俗易懂的语言耐心向患者解释造影检查的目的、意义、注意事项、操作过程,有可能出现的不良反应等,消除患者紧张、疑虑的情绪,以平和的心态积极配合检查。

②详细询问既往史、现病史及过敏史,每例患者都有使用造影剂后发生不良反应,甚至是严重过敏反应的潜在危险性,因此需要事先详细询问病史,对于过敏体质、有药物过敏史、甲状腺功能亢进、严重肝肾功能不全、肺气肿、活动性肺结核患者,应谨慎使用含碘造影剂。

③必须做碘过敏试验,一般采用静脉注射30%碘造影剂1毫升,然后观察20分,如患者出现荨麻疹、面部潮红、流涕、喷嚏、流泪、恶心呕吐、胸闷气急、腹痛、头晕、球结膜充血,均为阳性反应;如无任何不适,为阴性反应。由于1毫升试验液也可以引起严重的过敏反应,甚至是致命的过敏反应,所以在做试验前必须做好抢救过敏反应的准备。另外,由于过敏试验的可靠性有限,试验阴性者也有可能发生延迟性过敏反应,所以应用造影剂后也须密切观察。

造影前静脉注射地塞米松10毫克,以预防过敏反应发生。将造影剂加温至 37℃ 或加生理盐水 20 毫升以降低造影剂的黏度，减少微循环障碍，增强患者对造影剂的耐受性。严格掌握造影剂的总量，控制在 1.5～2 毫升/千克体重，推注速度宜缓慢，密切观察患者的病情变化，发现异常情况及时处理。

④造影室必须准备好抢救过敏反应的药品及器械。常用药品有地塞米松、苯海拉明、盐酸肾上腺素、氢化可的松、异丙嗪、多巴胺、间羟胺、洛贝林、尼可刹米、氨茶碱、葡萄糖注射液及生理盐水等，抢救器械有听诊器、血压计、吸痰器、氧气瓶、简易人工呼吸器、开口器等。

68. 造影剂肾病如何防治

(1)造影剂肾病发病原因：常用的造影剂均为高渗性，在体内以原形由肾小球滤过而不被肾小管吸收，脱水时该药在肾内浓度增高，可致肾损害而发生急性肾衰竭。以下是易造成肾损害的危险因素和可能的危险因素。

①危险因素。

●有糖尿病病史 10 年以上，年龄超过 50 岁，有心血管并发症及肾功能不全者危险性大。

●心功能Ⅳ级的充血性心力衰竭者为明显危险因素。

●肾病综合征、肝硬化伴肾功能损害、血容量减少或脱水。

●静脉内注射造影剂可引起急性肾衰竭，曾一度认为多发性骨髓瘤者静脉内注射造影剂为反指征。但在一组回顾性多发性骨髓瘤接受造影剂后的观察中发现，慢性移植物肾病发生率仅为 0.6%～1.25%。因此临床若需要，应仔细监测，补充容量后仍可进行。

●同时应用其他的肾毒性药物。

●短期内接受多种放射性造影剂者，造影剂的剂量越大，肾损害增加,当剂量>30毫升时,造影时平均血压<100毫米汞柱则危险性增加。

●高血钙。

②可能的危险因素

●由于高龄者肾单位减少及肾血流量的降低,肾小球滤过率随年龄而下降,慢性移植物肾病发生率高。

●无肾功能损害的糖尿病患者;贫血;蛋白尿(不伴有肾病综合征);肝功能异常;高尿酸血症;男性患者;高血压;接受肾移植者。

(2)造影剂肾病发病机制

①高渗性导致肾缺血、缺氧。因一般造影剂均为高渗性,浓度在1400~1800毫渗透克分子/升,其含碘量高达37%。当高渗性的造影剂到达肾脏后,一方面可引起肾血管收缩,肾血流量减少,导致肾缺血;另一方面可使肾血流中红细胞皱缩、变形、血黏度增高,使肾血流减慢、淤滞,可发生肾缺氧性损伤。由于肾缺血、缺氧、肾灌注不足,使肾小球滤过率降低,发生少尿。

②对肾小管的直接毒性作用。造影剂使肾小管上皮细胞(尤其是近端小管)钙离子内流增加,细胞内钙浓度增高,细胞的骨架结构破坏,导致小管上皮细胞变性、坏死,直至死亡。

③过敏反应致肾损害。造影剂作为过敏原,当被注入机体后可产生相应抗体,引起全身性过敏反应及肾脏免疫反应。

(3)造影剂肾病早期症状

①接受造影剂者血清肌酐通常在24小时内升高,96小时达峰值,一般7~10日后回复到基础值。但也有报道,肾功能在1周内呈进行性下降,然后回复到基础值。60%以上慢性移植物肾病患者早期即可出现少尿,对袢利尿药有耐药性,也有非少尿者。大多数患者肾功能可自行恢复,10%患者需要透析治疗;不可逆肾衰竭者少见,需要长期维持透析。

②尿液检查可见尿中出现肾小管上皮细胞、管型及各种碎片,

与肾功能改变不相关。尿酸盐结晶常见，偶可见枸橼酸钙结晶，大量蛋白尿不常见。有急性肾小管坏死的大多数患者，尿钠排出往往＞40毫摩/升，钠排泄分数＞1%；但有1/3急性肾衰竭者尿钠排出＜20毫摩/升，少尿者钠排泄分数＜1%。

③应用造影剂后X线摄片双肾显影持续达24～48小时为慢性移植物肾病的特征性表现。沃德(Older)在观察中发现，X线摄片敏感性达83%，特异性高达93%，但也有假阳性和假阴性结果。因此，慢性移植物肾病尚需结合24～48小时血清肌酐测值加以明确。

④临床上有应用造影剂史，在24～48小时出现少尿、无尿、皮疹、心悸、出冷汗、血压下降，严重者出现过敏性休克，尿检异常，肾功能急骤变化尤其小管功能明显异常者，即可作出本病诊断。

(4)造影剂肾病应该做的检查

①肾小管功能检查

●酚红排泄试验及莫氏试验。酚红排泄试验反映近曲小管功能，降低提示造影剂对近曲小管损害。莫氏试验异常则提示有远曲小管损害。

●尿酶。N-乙酰-β-氨基葡萄糖苷酶是一种溶酶体酶，活性增高说明造影剂造成肾损害。

●尿系列微量蛋白测定。尿 α_1 微球蛋白、β_2 微球蛋白升高；尿视黄醇结合蛋白升高。

●尿渗透压。尿渗透压降低，在300～400毫渗透克分子，少尿期低尿钠或钠滤过分数降低。

②肾小球功能检查。血尿素氮、血清肌酐、血尿酸均可升高，内生肌酐清除率降低。

③核素肾图及B超检查。肾图呈抛物线形；B超肾影增大或正常。

④肾活检。显示有特征性的胆固醇栓子者可与本病鉴别。如有肾小管细胞骨架结构破坏、上皮细胞变性坏死等改变，有助于本

病诊断。

(5)造影剂肾病与其他肾病的鉴别

①止痛药肾病。本病由于长期滥用止痛药所致,主要表现为慢性间质性肾炎,有无菌性脓尿、蛋白尿,伴肉眼血尿及肾绞痛发作。

②氨基糖苷类抗生素引起的肾损害。本病主要表现为在用药5～7日后出现轻度蛋白尿,可伴血尿及管型尿,可产生急性肾小管坏死,出现急性肾衰竭,以少尿型多见。

(6)造影剂肾病防治。

①掌握用药适应证。对于有高危因素的患者如原有肾功能不全、老年人、脱水、糖尿病、多发性骨髓瘤及高尿酸血症等患者,应尽量避免做造影检查。在用 B 超等检查后尚不能明确诊断而必须做造影检查时,则应严格掌握指征,在造影前补充盐水,纠正脱水、低血压、电解质紊乱后再做造影检查。

②避免在短期内重复造影。在第一次造影后 3 个月内不宜再次造影,避免造影剂引起的肾损害。

③造影后水化治疗及碱化尿液。在应用大剂量造影剂时,为避免或减轻其肾毒性,可用 20％甘露醇 250～500 毫升及呋塞米(速尿)40～100 毫克静脉滴注,于造影前 1 小时开始应用,可增加肾组织的灌注,降低血黏度,增加肾血流量,加强利尿,促进造影剂的排泄。造影结束后鼓励患者多饮水,用 5％碳酸氢钠 250 毫升静脉滴注以碱化尿液,增加尿酸盐排泄。

④改换造影剂种类。对于有高危因素或碘过敏的患者,应选用不含碘的造影剂,或选用非离子性、低渗性造影剂,可降低其肾毒性。

⑤积极治疗急性肾衰竭。一旦发生少尿型急性肾衰竭,经扩容、利尿等仍无效者,应紧急透析治疗并按急性肾衰竭处理。

⑥其他药物防治

●钙通道阻滞药。在狗的实验中证实,钙通道阻滞药能抑制造影剂所致的肾内血管收缩。钙拮抗药通过抑制细胞内钙的内流防止肾缺血,并能阻断肾血管收缩、防止肾小管细胞凋亡。

●血管扩张药。房钠肽对慢性移植物肾病具有预防作用,可阻断造影剂所致的肾血流和肾小球滤过率降低。在主动脉内房钠肽能减轻造影剂所致的肌酐清除率及肾血流量的降低。在一组40例血清肌酐≤160微摩/升患者接受造影剂后,应用腺苷拮抗药组 Ccr(内生肌酐清除率)下降 21%±4%,而安慰剂组 Ccr(内生肌酐清除率)下降 39%±5%($P<0.05$),认为其对造影剂引起的肾内血管收缩具有一定的保护作用。

(三)经皮冠状动脉腔内成形术

69. 什么是经皮冠状动脉腔内成形术

经皮冠状动脉腔内成形术是指将带有球囊的扩张管插入到冠状动脉狭窄部位,然后充气加压,使球囊扩张,通过对冠状动脉壁上粥样斑块的机械挤压及牵张作用,扩张狭窄血管腔,降低血管狭窄的程度,从而增加冠状动脉血流量,改善局部心肌血液供应,使心肌缺血引起的各种症状如胸痛、胸闷减轻或消失,从而达到治疗的目的(图 10)。

血管成形术这一疗法源于 20 世纪 70 年代,80 年代前主要采用球囊导管进行治疗,所以成形术又称为球囊血管成形术、经皮冠状动脉血管成形术和冠状动脉球囊扩张术。血管成形术是微创手术,医生通过切口插入一个小的可扩张球囊,通过球囊的物理性扩张及排除狭窄的或被阻塞的动脉中的障碍而起到斑块清理装置的作用。

在经皮冠状动脉腔内成形术以后,有部分患者因为各种原因

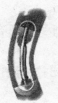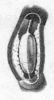

① 带球囊的导管　② 导管末端　　　③手术前　④手术后
　　到达冠状动脉　　　球囊膨胀

图 10　经皮冠状动脉腔内成形术示意图

（如血管弹性回缩、血管内膜增生、血栓形成等）会使被扩张的冠状动脉血管重新发生狭窄（医学上称之为"再狭窄"），从而会导致胸痛、胸闷症状再次出现。为了减少经皮冠状动脉腔内球囊成形术后再狭窄及一些其他并发症的发生，在狭窄血管被扩张后，现在医生在做手术时一般会在被扩张的血管部位再放置一个支架，使治疗后的疗效进一步提高。

70. 经皮冠状动脉腔内成形术作用机制是什么

经皮穿刺周围动脉，将带球囊的导管送入冠状动脉到达狭窄节段，扩张球囊，使狭窄管腔扩大、血流畅通，是最常用的介入治疗。球囊扩张时主要通过下列几种机制使管腔扩大：斑块被压回管壁；斑块局部表面破裂；偏心性斑块处的无病变血管壁伸展。在此过程中内皮细胞被剥脱，其再生需 1 周左右，此时中膜平滑肌细胞增生并向内膜游移，使撕裂的斑块表面内膜得到修复。

71. 经皮冠状动脉腔内成形术适应证有哪些

(1)冠状动脉单根或双根病变,病灶比较局限<20毫米;无钙化,不累及重要的分支。

(2)心功能良好的稳定型心绞痛,一支或两支冠状动脉阻塞。

(3)近期内(<6个月)闭塞的血管≥冠状动脉旁路术后堵塞。

72. 经皮冠状动脉腔内成形术禁忌证有哪些

(1)冠状动脉多根病变,病灶弥漫,长度>20毫米,钙化累及重要的分支。

(2)左主干冠状动脉严重狭窄。

(3)血管完全闭合超过6个月。

(4)心力衰竭,休克者。

73. 经皮冠状动脉腔内成形术的操作步骤有哪些

(1)患者准备

①常规肝肾功能、出凝血时间、凝血酶原时间检查。

②穿刺部位备皮,碘过敏试验及术前签署手术同意书。

③术中备用药品,造影剂(宜用非离子型造影剂),局麻药(如利多卡因),血管扩张药(如罂粟碱),肝素,低分子肝素,镇痛药等;球囊成形术术前30分钟,地西泮(安定)10毫克肌内注射。

(2)器材准备:穿刺针、导管鞘(包括长导管鞘)、多种导管及导丝(包括长硬交换导丝)。根据病变段血管的直径选择不同大小及长短的球囊导管,短球囊导管扩张力大于长球囊导管。大腔导管系统,常用于冠状动脉、肾动脉球囊成形术及支架置入术,具有定位准确的优点。为到达病变部位所需的器材,如微创穿刺系统、定向穿刺针等。激光血管成形术采用光导纤维传导激光进行血管再通,需用激光机和光导纤维等器材。采用旋切技术行血管成形时,需用旋切导管及驱动器。如需血管内超声,则需准备相应的超声导管。

(3)穿刺插管:常采用赛尔丁格(Seldinger)法穿刺插管。根据不同病变血管选择不同的穿刺插管途径及方向。动脉病变通常选用经股动脉逆行穿刺,也可采用顺行穿刺。上肢动脉也是常用途径,如桡动脉、肱动脉、腋动脉等。静脉病变除经股静脉途径外,尚可经颈静脉、锁骨下静脉、腋静脉等。此外,为了能进入门静脉必须经皮穿肝门静脉、经颈静脉由肝静脉穿刺门静脉、经皮穿脾静脉等,部分布-加综合征(肝后门脉高压征)患者只能经皮穿肝才能进入肝静脉。

(4)血管造影:将诊断性造影导管(一般选用 4F 或 5F 猪尾导管)置于病变段血管的近端(动脉造影)或远端(静脉造影)进行造影,以明确狭窄部位、长度、程度及局部侧支血管的情况。动脉病变造影时,特别要注意其流出道的情况,尤其是髂、股动脉病变时,往往要求行双下肢动脉连续造影。根据造影的表现,可估计球囊成形术成功的可能性,并决定选用球囊导管的直径及长度,所选用的球囊直径一般比狭窄段近端正常血管直径大 1 厘米为宜。球囊直径选择应根据病变血管的具体情况而定,有时也可选择小于标准的球囊,尤其是血管壁钙化明显、管腔严重狭窄、闭塞者,以减少球囊成形术(PTA)后动脉夹层发生的概率。

(5)手术步骤

①到达病变部位,发现病变血管后,如要进行经皮腔内球囊成形术,首先必须使导丝、导管能达到病变血管,往往是经皮腔内球囊成形术最关键的步骤。如在布-加综合征时,导丝、导管必须准

确无误地穿过闭塞段进入正常静脉,一旦完成这一步骤,余下所做的只是扩张及放置支架。

②经长硬导丝交换置入球囊导管进行扩张,部分患者可用导管对狭窄段血管预扩张。进行扩张前,应先注入肝素5000单位。根据血管造影,将球囊定位于狭窄段的中心,若血管狭窄段较长,可先扩张一端,然后逐步扩张狭窄段全段。在X线透视下将稀释后造影剂用压力泵或手推注射器加压缓慢充盈球囊,每次扩张时间根据病变所在部位不同而异,从15秒至5分钟不等,间隔1~2分钟,连续扩张3~5次,直至球囊切迹变浅或消失,则为扩张成功。

③经皮腔内球囊成形术术后可通过再次造影和测压来评估扩张的效果。重复造影可显示:狭窄段血管扩张,血流通畅,病变两端压力差下降或消失。局部侧支循环消失。经皮腔内球囊成形术术后数月随访血管造影可见原受损的血管内膜修复,腔内光滑。不宜过分追求完美,只要病变两端压力差<10毫米汞柱或残留狭窄<30%即可。

④经皮腔内球囊成形术成功后完全抽出球囊,缓慢退出球囊导管,拔去导管鞘,压迫穿刺点15~20分钟,检查无活动性出血后,局部加压包扎。

⑤术后将患者送入监护病房观察24小时。

经皮冠状动脉腔内球囊成形术的基本方法:根据所要扩张的冠状动脉口径及狭窄程度,选择适当直径的球囊导管,用经皮穿刺股动脉或切开肱动脉的方法,将球囊导管送到所要扩张的冠状动脉,然后开始加压扩张,每次用3~10个大气压,加压扩张的时间视病变情况及患者耐受情况而定,一般15秒至2分钟,同时密切监测心电图。由于进行性的压力扩张施加在动脉粥样硬化斑块上,斑块会在最薄弱处撕裂,血管中层及外膜伸展开来,从而使狭窄腔扩大。术后撕裂伤口的纤维上皮细胞生长,填补伤口,使管腔壁变得光滑。

74. 经皮冠状动脉腔内成形术分类及发展如何

（1）球囊血管成形术

①适应证。理想的适应证是中等大小或大血管局限、孤立性短段狭窄。其次为多发、分散的短段狭窄和闭塞。长段狭窄或闭塞、小血管病变、溃疡性狭窄或已有钙化的狭窄或闭塞病变不适宜于经皮腔内球囊成形术治疗。

②操作技术。在血管造影确定病变部位、程度和侧支供血情况及狭窄上下方的血压等血流动力学改变后，将造影导管调换成球囊导管，将球囊置于狭窄区，用压力泵或手推稀释的造影剂充胀球囊。充胀的球囊作用于狭窄的血管，使之发生扩张。扩张结束后，要复查血管造影，了解血管扩张情况，同时再次测量原狭窄区上下方的血压差以确定扩张治疗的效果。为了减少并发症和预防再狭窄，从术前一天开始应用抗血小板聚集药物，如阿司匹林等。术中要用肝素抗凝，术后1～6个月服用阿司匹林、双嘧达莫等药物。

③血管扩张的机制。充胀的球囊压力造成了狭窄区血管壁内、中膜局限性撕裂。血管壁特别是中膜过度伸展，以及动脉粥样斑的断裂，从而导致血管壁张力减退和腔径的扩大。

④疗效。经皮腔内球囊成形术的近期和远期疗效均较好。髂、肾动脉的经皮腔内球囊成形术成功率在90%以上，5年平均血管开放率在70%以上。冠状动脉单支病变经皮腔内球囊成形术成功率在90%以上。影响疗效的因素中，除病变部位外，病变性质、病变的解剖与病理学特征、患者全身状况、设备情况及术者经验等也是重要因素。例如，在肾动脉狭窄中，以纤维肌发育不良的疗效最好，扩张成功率在90%～95%，临床上高血压治愈和改善

率达93％；其次为动脉粥样硬化症；而多发性大动脉炎的疗效较差。

球囊成形术与外科手术相比，其优点在于对患者创伤小，并发症少，收效快，操作较简便，减少费用，门诊即可进行，一旦发生再狭窄可以重复经皮腔内球囊成形术治疗。

⑤再狭窄问题。经皮腔内球囊成形术虽然具有较好的疗效，但是扩张后再狭窄的发生率较高，平均发生率约为30％。再狭窄多发生在经皮腔内球囊成形术后数月至1年，主要原因是球囊扩张部位内膜纤维细胞增生的结果。扩张血管的机制表明，经皮腔内球囊成形术是一种损伤血管壁成分的机械治疗方法，术后必然会引起一系列修复反应，这就成为再狭窄的病理学基础，因此球囊扩张的结局具有两重性；内、中膜局限性撕裂造成了血管腔的扩大，血流灌注得以恢复；同时内、中膜撕裂也成为纤维组织增生导致再狭窄的原因。

为了减少再狭窄，可采取以下3种措施：已研制成新型材料的球囊，可减少对血管的损伤。减少、预防和治疗经皮腔内球囊成形术进程中和经皮腔内球囊成形术后出现的血管痉挛、血小板黏附、血栓形成和内膜纤维细胞增生。常用药物为阿司匹林、肝素、硝苯地平（心痛定）、硝酸甘油，以及正在试用的前列环素、血栓素合成酶抑制药等。

⑥并发症。经皮腔内球囊成形术的并发症较少，有时可发生穿刺局部血肿、动脉壁撕裂孔、远侧端血管栓塞及球囊破裂等。

（2）激光血管成形术：20世纪80年代初用于再通外周动脉，现已大量用于临床，取得了很有希望的疗效。激光能量消融粥样斑或血栓使血管再通的机制，主要在于热效应和化学解吸作用。

激光源有气体、固体和液体等物质。激光血管成形术用得较多的是钕钇铝石榴石激光和准分子激光，传输系统用多根石英纤维。为减少血管发生穿孔，在石英端头加用金属帽、蓝宝石帽。激光以连续或脉冲方式发射,连续发射可造成组织的明显热损伤。脉冲发射能量多,易消融病变组织,也无明显的热损伤,故现多用脉冲波。激光波长可采用紫外线(200～400纳米)、可见光(400～700纳米)或红外线(700～1000纳米)。

激光血管成形术可能有以下优点:治疗血管慢性闭塞、弥漫病变、钙化病变优于球囊血管成形术,而且对球囊成形术后出现的急性血管闭合有效。热效应热抛光或封焊作用,在球囊扩张后接着应用,可使球囊扩张所造成的血管腔面由不规则变平滑,且封焊剥离的内膜,从而减少血小板黏附和血栓形成。光热作用可改变血管壁的顺应性,降低动脉壁对血管活性物质的反应,减轻球囊扩张后所引起的血管壁弹性回缩,有利于血管的持久扩张。因此,激光血管成形术现多与球囊血管成形术配合应用,称之为激光辅助球囊血管成形术。激光再通血管仍处于研究开发阶段,有许多技术问题需进一步解决。

(3)动脉粥样斑切除术:有些学者简称之为旋切法,主要适用于血管高度狭窄或完全闭塞,也是一种机械治疗方法。按照用于这一疗法的导管功能看,其治疗方式分为两种:经皮切割,取出粥样物质,称之为切除术;经皮破碎粥样斑,使之成为微粒,存留于血液循环中,有待于机体自行清除,称之为破碎术。

旋切法除用于外周血管外,也开始用于肾动脉和冠状动脉。外周血管的再通成功率在95%以上。由于旋切法仍是机械性治疗手段,所以损伤血管壁后的修复反应还可造成再狭窄。这一疗法也在发展中。

(4)血管支撑器(支架):血管支撑器是采用特殊的合金,制成不同结构的圆筒形,支撑于血管狭窄病变处,使之保持血流通畅。目前支撑器有3种:热记忆合金支撑器,由镍钛合金丝制成,称为镍钛诺(Nitinol)支撑器。自膨支撑器,用不锈钢合金丝编织成圆筒形,放入血管后,由于金属弹力而支撑于血管腔内。球囊膨支撑器,支撑器是圆筒网眼形,镶在球囊之上,放入血管后充胀球囊,使支撑器张开支撑于血管腔内。

支撑器置于血管后,机体能耐受,无异物反应。支撑器内由于纤维蛋白原覆盖,不久即可形成新生内膜,同支撑器两端处的正常血管内膜相接,从而保证血管的通畅。支撑器主要同球囊血管成形术、激光血管成形术和旋切法等相配合应用。在后几种技术扩张或再通病变血管后,放置支撑器,可提高血管开放率,减少再狭窄。

(5)其他:利用超声能量消除粥样斑、血栓等以再通血管也试用于临床,称之为超声血管成形术。一些新的血管影像技术,如血管镜、血管内超声和磁共振(MRI)对于经皮血管成形术的发展有重要作用。

75. 对经皮冠状动脉腔内成形术患者怎样护理

(1)术前护理

①心理护理。向患者介绍球囊成形术的目的、治疗方法及注意事项,消除患者的焦虑和恐惧心理。

②术前准备。执行腔内血管外科术前常规护理。

(2)术后护理:执行腔内血管外科术后护理常规。穿刺侧肢体需制动12小时。球囊成形术后24小时内需定时观察血压变化及局部肢体动脉搏动情况。球囊成形术术后可给予广谱抗生素预防感染,使用抗凝药物预防栓子脱落引起远端血管的栓塞。出院后仍需继续服用抗凝药物,如阿司匹林、华法林等。

(3)并发症的观察及护理

①常规血管介入并发症:导丝、导管断裂,血管穿孔,内膜撕裂,多由于操作不当而引起。为此,提高术者的操作水平及经验,

使用更安全的器材等可减少这类并发症的发生。一旦发现血管穿孔,可用球囊导管扩张压迫穿孔部位以止血,必要时行外科手术治疗。

②远端栓塞。髂动脉球囊成形术及支架术后偶尔可以见到远端动脉的栓塞。如果小腿有1~2支血管通畅,血栓沉积在小腿局部的血管可以不必处理;如栓塞造成小腿大部缺血,就必须采取抗凝及取栓等治疗措施;较大动脉的栓塞,如股动脉或股深动脉的栓塞,有时需要外科治疗。

③球囊破裂。使用前应了解该球囊导管的破裂压力,充盈球囊时应缓慢,切忌用猛力突然加压。尽量使用新球囊导管,若发现球囊呈偏心性、葫芦状变形,应及时更换新球囊导管。

④血肿。由于术中使用较大量的肝素,穿刺部位血肿发生率较高。压迫止血应较其他介入时间要长,也可采用次日拔除导管鞘及有效的局部加压预防其发生。对于巨大血肿可采用局部穿刺抽吸和局部理疗的方法促进其吸收消散,如出现局部血管、神经压迫症状时可考虑手术清除血肿。

76. 经皮冠状动脉腔内成形术疗效如何

(1)成功的标准

①冠状动脉腔内球囊成形术术后冠状动脉狭窄程度减少20%以上,残余狭窄<50%。

②无急性心肌梗死或需急诊冠状动脉搭桥术,无手术及院内死亡。

③并发症的发生率为5%~10%,但其中80%~90%的病例经适当处理后可获得满意的结果。并发症包括内膜撕裂,急性闭塞,边支闭塞,血栓形成及栓塞,冠状动脉痉挛,心律失常,缓慢型心律失常及各种室性心律失常等。

(2)成功率及追踪：国际上经皮冠状动脉腔内成形术的成功率已达 90％～95％；我国为 80％～85％，远期疗效亦为 80％以上。其再狭窄率达 30％～35％，多发生在术后 6 个月内；如稳定 1 年以上，则极少有再狭窄。对于再狭窄的患者，根据冠状动脉造影结果，可再次选择经皮冠状动脉腔内成形术，成功率仍达 90％以上，且再狭窄率降低。

77. 经皮冠状动脉腔内成形术预后如何

大约 90％的患者术后心肌血液供应得到明显改善，胸痛缓解，活动能力也有所增加。冠状动脉球囊扩张术更可替代冠状动脉搭桥手术，对于确诊冠状动脉狭窄或阻塞的病例，手术成功率可达 70％。但是必须指出，冠状动脉球囊扩张术只能治疗而不能彻底治愈冠状动脉阻塞，20％的病例会有复发。目前，经皮冠状动脉腔内成形术单独采用较少，多与冠状动脉支架术并用，或与腔内切割成形术并用，疗效持久，预后较佳。但是，患者术后仍需进行适当锻炼，改变饮食方式。

（四）冠状动脉支架置入术

78. 什么是冠状动脉支架置入术

1977 年，一名瑞士医生第一次成功地实践了经皮冠状动脉球囊扩张术，为缺血性心脏病患者带来了福音。但是人们逐渐发现，术后约有 1/3 的人在半年内又会发生冠状动脉再狭窄。为了解决这个问题，1987 年冠状动脉内支架技术应运而生(图 11)。冠状动脉支架置入术是集冠状动脉造影术、冠状动脉球囊扩张术和冠状动脉支架置入术为一体的治疗技术,成为治疗冠心病的重要手段。

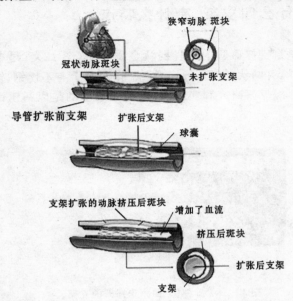

图 11　冠状动脉狭窄行支架置入术示意图

　　将以不锈钢或合金材料绕制成管状而其管壁呈网状带有间隙的支架,置入冠状动脉内已经或未经球囊扩张术扩张的狭窄节段支撑血管壁,维持血流畅通,是弥补经皮冠状动脉球囊扩张术的不足,特别是减少术后再狭窄发生率的经皮冠状动脉介入治疗。

　　冠状动脉支架置入后,狭窄部位血管扩张,同时所有支架的网状管壁完全紧贴血管壁,支架管腔均匀地张开,血流畅通。此时支架逐渐被包埋在增厚的动脉内膜之中,内膜在 1～8 周被新生的内皮细胞覆盖,支架管壁下的中膜变薄和纤维化,置入的支架可长期发挥作用。

79. 什么叫支架,有什么特点

支架是指支撑血管的一种网状金属物质(图 12)。早期的支架形状各异,有网状、管形、环形、缠绕等;材料上有不锈钢、钽和镍钛合金等。经反复研究和实践,目前应用最多的是以不锈钢为主

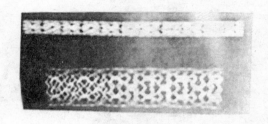

图 12　XT 支架(上图为未撑开的支架,
下图为已撑开的支架)

的合金管形支架。当然,管身是根据不同的治疗需要而"精雕细琢"的。据统计,至今全球做过的支架置入术已超过 1 000 万例。在理论上,在狭窄的冠状动脉处置入支架,能立竿见影地扩张冠状动脉,改善该处狭窄,解决相应区域的供血问题。支架可以伴随它的"所有人"度过一生。

冠状动脉支架自应用于临床以来,发展很快,应用越来越多,目前已成为心肌血运重建的主要手段。在许多医院的心导管室,经皮冠状动脉介入治疗中 80% 的病例置入冠状动脉支架。其特点如下。

(1)置入支架后造影的影像非常好,急性期结果好。

(2)由于支架能够治疗由球囊扩张引起的急性或濒临闭塞,使介入治疗的安全性明显提高。

(3)支架可以降低再狭窄率,改善患者的长期预后。

(4)置入支架容易操作。

(5)支架的应用可以减少操作时间。

(6)对于复杂病变,行球囊扩张术后结果往往不理想,置入支架后可以得到满意的结果。这些广泛的应用归功于支架技术的完善、对置入支架血管壁损伤的深入了解,以及辅助药物治疗的进步。

80. 什么是药物支架,起什么作用

(1)药物支架:冠状动脉支架属于纯金属的东西,安装时用球囊将其扩开使其紧贴血管壁,起到一个支撑作用,这属于物理效应,所以从理论上讲,支架应该是一劳永逸的。但是由于球囊在扩张的时候对冠状动脉内皮组织产生损伤,人体的防御系统会通过内皮增生的办法自动修复该损伤,如果增生过度则会使管腔再次狭窄,甚至闭塞,所以部分患者会再次出现胸闷、胸痛的症状。后来,经研究实践发明了药物涂层支架。药物涂层支架即是以支架作为携带药物的载体,将抗血栓和抗增殖药物包被于冠状动脉支架上,当其被置入冠状动脉后药物就在局部以"洗脱"的方式缓慢释放,它既可以为支架置入部位提供足够的治疗浓度的药物,又可以避免由于血药浓度过高而引起的全身不良反应,降低再狭窄率,是一种颇为理想的治疗方式。

(2)常用药物作用:目前可用作药物涂层支架上的常用药物主要包括,糖皮质激素抗炎药、抗血栓形成药和抗增殖药物 3 类。前两种药物的应用效果不是很理想,故研究较少;后一种药物(如紫杉醇和西罗莫司及其衍生物)在动物实验及其临床研究中抗支架

内再狭窄的效果良好。现主要介绍西罗莫司及其衍生类药物在预防支架内再狭窄方面的研究进展。

①西罗莫司。又名雷帕霉素,为免疫抑制药,是 20 世纪 70 年代初由加拿大美国惠氏研究所从链霉菌西罗莫司及其衍生物的化学结构培养液中分离出来的大环内酯类抗生素。1989 年美国实验生物学会联合会证实其具有免疫抑制作用,并开始作为治疗器官移植排异反应的新药进行试用,1999 年正式作为器官移植抗排异药物通过美国食品和药品监督管理局批准投放市场。

西罗莫司通过与其他免疫抑制药截然不同的作用机制,抑制抗原和细胞因子(IL-2,IL-4 和 IL-15)激发的 T 淋巴细胞的活化和增殖。西罗莫司亦抑制抗体的产生。

近年的研究表明,西罗莫司在预防同种异体肾移植术后排异反应、各种支架置入导致的血管再狭窄及其抗肿瘤方面具有重要作用,具有较强的免疫抑制作用和抗细胞增生作用,无细胞毒性作用,对血管壁的愈合不产生影响。同时它还具有减少局部血管壁细胞因子的产生和炎症细胞的激活,抑制细胞凋亡,促进血管损伤部位重新内皮化等作用。

西罗莫司是一种脂溶性化合物,容易通过细胞膜进入血管壁,并在其中扩散和停留,使血管壁局部组织保持较高药物浓度,其特殊的理化作用使其成为比较理想的支架涂层材料。西罗莫司洗脱支架是最早应用于人体试验的药物洗脱支架,人类第一个置入西罗莫司涂层支架的研究是由巴西圣保罗和荷兰鹿特丹的医生实施的,该项研究证实了西罗莫司涂层支架的安全性和有效性。

②依维莫司。依维莫司是一种半合成的西罗莫司衍生物,其可溶性明显强于西罗莫司,是最早开始临床试验的西罗莫司衍生物之一。依维莫司是西罗莫司的衍生物,临床上主要用来预防肾移植和心脏移植手术后的排异反应。其作用机制主要包括免疫抑制作用、抗肿瘤作用、抗病毒作用、血管保护作用。与西罗莫司相

比，依维莫司的药物代谢动力学更加优越。2003 年 11 月 9 日，盖丹特公司(Guidant)等生产的依维莫司洗脱支架就已经获得了欧洲强制性标志认证。

③紫杉醇(泰素、紫素、特素)。紫杉醇是红豆杉属植物中的一种复杂的次生代谢产物，也是目前所了解的唯一可以促进微管(有极性的细胞骨架)聚合和稳定已聚合微管的药物。同位素示踪表明，紫杉醇只结合到聚合的微管上，不与未聚合的微管蛋白二聚体反应。细胞接触紫杉醇后会在细胞内积累大量的微管，这些微管的积累干扰了细胞的各种功能，特别是使细胞分裂停止于有丝分裂期，阻断了细胞的正常分裂。通过Ⅱ～Ⅲ期临床研究，紫杉醇主要适用于卵巢癌和乳腺癌，对肺癌、大肠癌、黑素瘤、头颈部癌、淋巴瘤、脑瘤也都有一定疗效。

81. 西罗莫司支架与紫杉醇支架相比较效果怎样

药物涂层支架临床研究的典型终点是严重心脏意外事件的减少，如死亡、心肌梗死和血运重建(需要再次行介入治疗)。2005年，由强生公司西罗莫司洗脱支架资助的一项名为"真实"的前瞻性随机国际临床研究，直接对比了西罗莫司洗脱支架和紫杉醇洗脱支架，结果显示，西罗莫司洗脱支架的支架部位血栓发生率显著低于紫杉醇洗脱支架。临床研究中，两支架组患者的依从性均极好，分别为西罗莫司洗脱支架组 97%、紫杉醇洗脱支架组 99%；主要终点显示，在病情中度复杂的患者中，两种药物支架与裸金属支架相比均显著减少支架内再狭窄的发生率，同时证实西罗莫司洗脱支架的疗效优于紫杉醇洗脱支架。

自从药物涂层支架的诞生，以年随访的结果证明，其再狭窄率明显低于金属裸支架，但是还是有再狭窄的发生，不同的文献对再狭窄率的报道都不相同,但肯定的是再狭窄率<10%。由于药物涂层支架的药物作用,所以建议长期服用抗栓药物(阿司匹林、噻氯匹定、氯吡格雷),这样可以降低支架内血栓的发生率。

82. 冠状动脉支架分类及使用进展如何

(1)冠状动脉支架的分类

①按支架的扩张方式分类

●球囊扩张式支架。球囊扩张式支架材料应有较高的弹性模量以避免弹性回缩,同时又要具有较低的屈服强度,因为需要将支架压握在球囊上且能在一定的球囊膨胀压力下将其扩开。球囊扩张式支架材料一般以316L医用不锈钢为多;而钴铬合金因具有良好的力学性能和更小的外廓,有望取代316L医用不锈钢。

●自膨胀式支架。其材料需要有大的变形恢复能力,使支架在输送系统内和释放后都在超弹性范围内。自膨胀式支架所用材料一般是采用镍钛合金。

②按支架的设计分类。可以分为网状支架、管状支架、缠绕型支架、环状支架。

③根据特殊用途而设计不同的支架。如适合分叉病变的支架和适合分支的支架及针对冠状动脉瘤或穿孔的带膜支架。

(2)对不同类型支架材料的具体要求:如对球囊扩张型金属支架,要求具有较大的弹性模量和拉伸强度、较低的屈服强度、较好的柔韧性等。而对自扩张金属支架,伸张度、极限抗拉强度、耐脉动和弯曲疲劳性则是很重要的参数。球囊扩张式支架与自膨胀式支架比较具有不同的特点,主要表现为强度、刚度、弹性回弹、动态支撑、与血管的贴壁性和抗疲劳特性等方面的差异。

(3)临床使用现状:冠状动脉支架是采用高性能医用金属和(或)高分子材料加工制成的一种长期或暂时留置于血管内的支撑

假体,具有良好的可塑性和几何稳定性,可在闭合状态下经心导管送至病变部位,再用气囊扩张等方法使之展开,起到支撑血管壁的作用。而将这种假体通过介入放射学技术置入冠状动脉内,用于治疗冠状动脉血管急性闭塞,是介入性治疗医学的一项新途径。常用的支架有金属支架、药物涂层支架、生物可吸收支架。

(4)局限性与展望:支架经历了几十年的发展过程,已成为公认的解决血管并发症的最有效的手段,但支架的置入治疗还有一些问题亟待解决。

①原材料的选择与支架特性。支架材料的选择直接影响其特性,如生物相容性、柔韧性、可视性、扩张性、致血栓形成性、内皮细胞覆盖亲和性及机械性等,目前还没有使上述特性都兼而有之的材料。从生物和物理特性看,钽丝与不锈钢的特性无显著性差异,于是人们通过改进原有设计,不断推出新型支架或在支架上覆盖肝素、聚合物或用有抗凝基因的内皮细胞来改善支架的生物学特性。

②血栓形成的预防。支架置入后腔内血栓形成的预防是个棘手的问题,需要多途径的努力,如试验用其他材料制作生物可降解支架,应用同位素、低分子肝素、新抗血小板药物糖蛋白 $IIa/IIIb$ 抑制药等,以及提高支架置入操作者的熟练程度都可达到预期效果。

③降低支架置入后再狭窄的发生率常用药物。抗血小板药物和抗凝药,如磷脂酶抑制药、环氧酶抑制药、右旋糖酐及钙离子拮抗药等,可抑制血小板吸附、聚集及释放生物活性物质。水蛭素,是一种凝血酶抑制药,能够阻止附壁血栓的形成;酸性纤维细胞生长因子,可促进血管内皮细胞修复,抑制内膜增厚。心血管紧张素转化酶抑制药,可调节肌性内膜对血管壁损伤时所发生的增生反应。将放线菌和长春新碱合用可有效地杀死恶性增生的平滑肌细胞。

总之,支架在欧美发达国家已广泛应用于血管病变介入治疗的各种紧急情况,并取得满意的结果。在我国大型医院的心脏介入治疗中心都应用了冠状动脉支架,但由于价格昂贵及对各种技术条件要求较高,限制了它的普及应用。随着科学技术的发展,支架制作及置入技术的日臻完善,费用及效果将更趋于合理,支架的介入治疗更为安全、可靠、简捷和有效,在我国的普及应用将会广泛开展起来。

83. 冠状动脉支架置入术的工作原理是什么

冠状动脉支架术是在经皮冠状动脉介入治疗的基础上发展起来的冠状动脉介入治疗技术。装载在经皮冠状动脉介入球囊上的管状支架被送至病变处后,通过加压扩张球囊使支架张开于病变处。支架由人体相容性不锈钢合金制成,有较强的支撑能力。支架张开后即可收缩球囊并退出体外,使支架留在病变处,4~6周左右支架会被冠状动脉血管内膜覆盖,成为管壁的一部分(图13),从而提高了安全性并可降低介入治疗后的再狭窄率。

84. 理想的冠状动脉支架应具备哪些条件

(1)理想支架的特征:灵活;示踪性好;头端小;不透 X 线;抗血栓;生物相容性好;扩张性能可靠,支撑力好;覆盖好;表面积小;符合流体力学。

(2)现在支架的特性:目前应用的支架中,没有一种支架能够完全满足上述所有特点,每种支架都有各自的特性,熟悉各种支架的特性是保证介入治疗成功的保证。

①生物相容性好。支架置入体内后与血液及血管壁接触不产生炎症和致敏反应,有效减少急性血栓形成和阻止内膜组织增生,

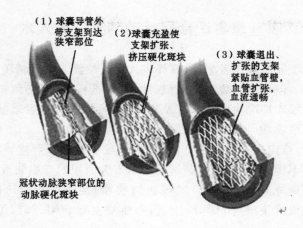

（1）球囊导管外
带支架到达
狭窄部位

（2）球囊充盈使
支架扩张、
挤压硬化斑块

（3）球囊退出、
扩张的支架
紧贴血管壁，
血管扩张，
血流通畅

冠状动脉狭窄部位的
动脉硬化斑块

图 13　冠状动脉支架置入原理示意图

并且具有良好的抗凝血性。

②力学性能高。支架置入血管后应保证在最小损伤下达到支撑血管的目的，在支架圆周上应具有均匀分布的强度和足够的刚性等力学性能，并具有良好的流体力学相容性。

③有柔韧性。支架必须具有足够的柔韧性以便在置入时能够容易地通过弯曲的动脉血管到达靶血管位置。

④侧支通过性好。在支架置入后利用支架的网孔保持分支血流通畅。

⑤可视性。支架在置入时一般采用"X线"引导，要求材料具有"X线"可视性。由于需要使用磁共振成像（MRI）进行血管造影，要求材料同时具有 MRI 可视性。

⑥良好的扩张性。理想的支架应具有较大的扩张比，使得支架能够压缩到尽可能小，以穿过狭窄的血管通路进抵靶血管部位，然后扩张到预先设计的直径。

⑦其他。耐腐蚀，抗血栓。

85. 哪些患者适合冠状动脉支架置入术

对于冠心病患者来说，有许多人经支架置入后病情缓解，恢复了健康。但该不该放，什么时候放，放什么样的，都必须根据患者不同的临床情况量体裁衣。从广义讲，凡冠心病患者冠状动脉造影有狭窄者均可支架置入。

（1）稳定型心绞痛患者：这类人如果症状比较严重，特别是药物控制不满意的，或者负荷试验提示有大面积的心肌缺血，就需要进一步做冠状动脉造影，发现血管狭窄（阻塞）达 70％以上（图 14），或血管狭窄达 50％以上、但心肌缺血症状明显的，可以接受支架置入。

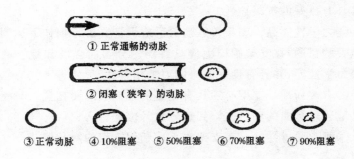

① 正常通畅的动脉

② 闭塞（狭窄）的动脉

③ 正常动脉　④ 10%阻塞　⑤ 50%阻塞　⑥ 70%阻塞　⑦ 90%阻塞

图 14　冠状动脉闭塞（狭窄）程度示意图

（2）不稳定型心绞痛患者：这类患者大多数都需要置入支架，但可根据症状的严重程度，进行负荷试验之后再决定，一旦发现大面积心肌缺血，就可以选择放支架了。

（3）心肌梗死患者：急性心肌梗死，特别是 ST 段抬高性心肌梗死的患者(图 15),需要接受急诊介入治疗,在发病 12 小时以内,最好在 6 小时以内紧急置入支架。对于非 ST 段抬高性心肌

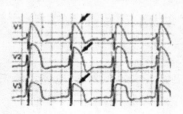

图 15　心肌梗死(ST 段抬高心电图)

梗死的患者,治疗或抢救后仍有反复心绞痛发作的,也应该尽早进行冠状动脉造影及支架置入(图 16)。

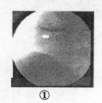 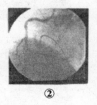

① ②

图 16　急性心肌梗死冠状动脉置入支架

①冠状动脉造影,箭头所指部位可见右冠状动脉远段完全闭塞。②冠状动脉支架置入后,血管完全开通,恢复血流,右冠状动脉无残余狭窄

(4)糖尿病伴冠心病患者:冠状动脉造影显示狭窄者,在控制好血糖的基础上可行冠状动脉支架置入。

(5)高血压病伴冠心病患者:冠状动脉造影显示狭窄者,在控制好血压的基础上可行冠状动脉支架置入。

(6)介入治疗后不满意者:常指经皮冠状动脉腔内成形术后血管造影显示扩张不满意者;经皮冠状动脉腔内成形术中发生主要血管的急性闭塞或术后血管夹层的处理;冠状动脉扩张后血管的

再狭窄;冠状动脉搭桥术后移植的大隐静脉狭窄;急性心肌梗死后的急性冠状动脉闭塞。

86. 冠状动脉支架置入术治疗过的患者病案类型有哪些

冠状动脉支架置入术的开展,适应证不断拓宽,使许多冠心病患者得以康复,病例介绍如下。

(1)左主干冠状动脉狭窄(图 17):①左主干冠状动脉造影示

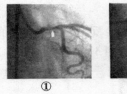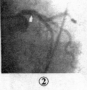

①   ②

图 17　左主干冠状动脉病变支架置入

开口狭窄 90%(箭头所指处)。②左主干冠状动脉置入支架后,血流通畅,无明显残余狭窄箭头所指处。

(2)冠状动脉多支病变(图 18):①冠状动脉造影示前降支、回旋支狭窄(箭头所指处)。②箭头所指部位为支架置入后血管通畅。

(3)冠状动脉闭塞病变(图 19):①箭头所指部位为冠状动脉造影示右冠状动脉完全闭塞(箭头所指处)。②支架置入后右冠状动脉恢复血流(箭头所指处)。

(4)冠状动脉前降支起始部位狭窄病变(图 20):①冠状动脉造影示箭头所指部位为前降支起始部 90%狭窄,狭窄长度 4~5毫米(箭头所指处)。②支架置入后,恢复血流,无残余狭窄(箭头所指处)。

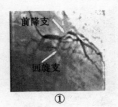 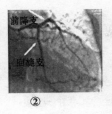

图 18　冠状动脉多支病变支架置入

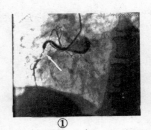 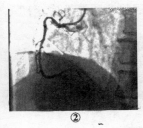

图 19　右冠状动脉完全闭塞支架置入

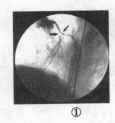 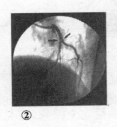

图 20　冠状动脉前降支起始部位狭窄的支架置入

　(5)冠状动脉左前降支两处闭塞(图 21)：①冠状动脉造影示左前降支有两处狭窄(箭头所指处)。②支架置入后恢复血流,无残余狭窄(箭头所指处)。

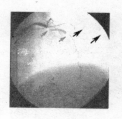

图 21　冠状动脉左前降支两处闭塞支架置入

（6）冠状动脉慢性完全闭塞性病变（图 22）：①冠状动脉造影

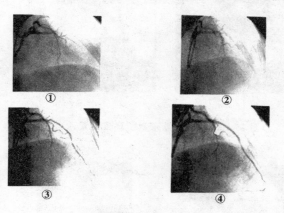

图 22　慢性完全闭塞性病变的支架置入

示前降支中段完全闭塞，但见闭塞远段仍有一少许造影剂充盈的缝隙，这为导丝通过提供了方向，经皮冠状动脉腔内成形术成功率较高（箭头所指处）。②导丝顺利通过闭塞处到达前降支远段，球囊也顺利通过闭塞处。③术后仍有 20％左右残存狭窄，有较明显的内膜撕裂。④置入支架后，血管通畅，无残余狭窄（箭头所指处）。

（7）冠状动脉分叉病变（图23）：①冠状动脉造影示前降支和第二对角支形成分叉病变（箭头所指处）。②采用双导丝技术，分别于前降支和第一对角支置入一根导丝。③首先行前降支狭窄处经皮冠状动脉腔内成形术，然后再行对角支经皮冠状动脉腔内成形术（未显示）。④双球囊同时扩张后置入支架，箭头所指部位前降支与第二对角支无残存狭窄（箭头所指处）。

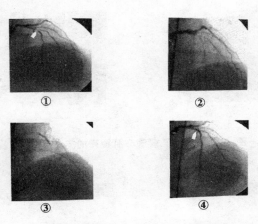

图23　冠状动脉分叉病变的成形术

（8）急性广泛前壁心肌梗死（图24）：①冠状动脉造影示前降支于发出后1厘米左右完全闭塞（箭头所指部位）。②导丝已通过闭塞处。③导丝成功送至前降支远段并行病变处的经皮冠状动脉腔内成形术。④后置入支架，血流恢复灌注（箭头所指部位）。

（9）右冠状动脉多处闭塞（图25）：①冠状动脉造影为多处狭窄部位（箭头所指处）。②支架置入后血流通畅（箭头所指处）。

（10）冠状动脉左回旋支闭塞（图26）：①冠状动脉造影见左回旋支中段有一严重狭窄（箭头所指处）。②球囊扩张后，见中段完全闭塞。③置入支架后，血管完全通畅（箭头所指处）。

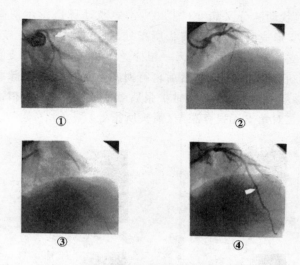

①　　　　　　　　　②

③　　　　　　　　　④

图 24　急性广泛前壁心肌梗死的支架置入

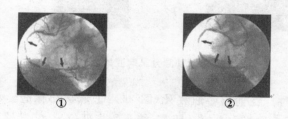

①　　　　　　　　　②

图 25　右冠状动脉多处闭塞行支架置入

(11)冠状动脉左前降支、回旋支分叉病变(图 27)：①冠状动脉造影显示前降支、回旋支两处狭窄明显(箭头所指处)。②前降支通过支架的置入示通畅，血流恢复，下端血管通畅并显影良好(箭头所指处)。③回旋支置入支架后出通畅(箭头所指处)。

(12)冠状动脉左前降支起始部严重狭窄(图 28)：①冠状动脉

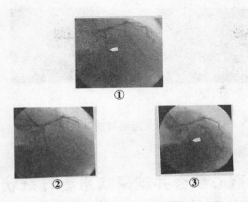

图 26　左回旋支闭塞的支架置入

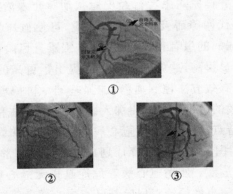

图 27　左前降支、回旋支分叉病变的支架置入

造影示左前降支起始部位严重狭窄（箭头所指处）。②支架置入后血流恢复（箭头所指处）。

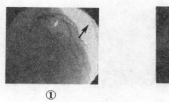

①　　　　　　　②

图 28　左前降支起始部严重狭窄支架置入

87. 冠心病合并糖尿病患者行冠状动脉支架置入术后如何护理

冠心病合并糖尿病患者行经皮冠状动脉介入治疗术,由于本身存在内分泌代谢障碍及手术应激反应,可使血压升高,病情加重,与未患糖尿病的患者相比,手术操作困难且风险较大,术后并发症发生率明显提高,这就对护理工作提出了更高的要求。对这类患者应采取有效方法控制血糖,加强基础专科护理及心理健康教育,进行有效的护理干预值得深入研究、系统评估和大力推广。

(1)疾病特点:糖尿病合并冠心病的患病率是非糖尿病患者的3~4 倍。美国国家胆固醇教育计划成人治疗组Ⅲ将糖尿病定义为冠心病的等危症。所谓冠心病等危症是指无冠心病者 10 年内发生主要冠心病事件的绝对风险与已有冠心病者等同的状态。这种新理念揭示出糖尿病在冠心病发生、发展中的重要地位,为临床治疗提出新的思考。糖尿病作为冠心病的等危症越来越受到广大心内科医师的重视,70%~80%糖尿病患者死于心血管系统并发症,其中 3/4 死于冠状动脉疾病,心脏危险事件发生率高,预后差。据报道,糖尿病因并发症住院的 70%是心血管疾病。还有研究表明,糖尿病是冠状动脉支架内再狭窄的危险因素。冠心病合并 2

型糖尿病患者,在实施经皮冠状动脉支架置入术后比单纯冠心病患者实施经皮冠状动脉支架置入再狭窄发生率更高。

(2)护理与干预:护理干预是指可观察到的外在行为,可具体描述的心理状态,通过学习调整或改变个体异常心理状态和躯体症状,以建立健康行为。认知干预,即责任护士用通俗易懂的语言与患者交谈,建立良好的护患关系,讲解疾病相关知识,让患者对手术充分了解。心理干预,即责任护士通过外表反映的情况,以及与患者交谈评估患者心理状态,有针对性地指导患者了解情绪紧张可使疼痛加剧,影响血糖。行为干预,即指导患者进行放松训练,方法是让患者安静舒适地坐或躺在床上,在责任护士指导下进行训练,指导患者掌握放松要领,并达到放松要求。

①术前护理

●心理护理。由于糖尿病和心脏病都是终身性疾病,患者思想压力大,情绪悲观,表现为恐惧、懊丧、焦虑、失望,对治疗信心不足。应向患者做好解释工作,让患者敢于面对现实,正确对待疾病,科学地应用药物,使病情得到较好控制,使其消除思想顾虑和悲观情绪,充满信心,保持良好的心境,积极配合治疗。患者的焦虑等不良情绪,是影响治疗效果的重要因素,患者对此认识不足,而综合性的心理干预能改善患者的情绪障碍,在急性心肌梗死等冠状动脉严重缺血的急救中能起到立竿见影之效果。张桂香对于患者需求调查显示,排在最后的需求都是情绪对疾病的影响及心理调节方法,大多数患者比较注重疾病的治疗效果与预后,而忽视心理调节方面的知识,患者更希望得到专业的支持与帮助。因此,以亲切、热情的态度与患者接触,用心讲解相关疾病知识,指导患者正确、合理地饮食,教会患者及家属掌握口服降糖药或注射胰岛素的时间及方法。

●术前准备。备皮,常规准备双侧腹股沟及会阴部皮肤,做碘过敏试验并记录。术前让患者练习深吸气后屏气及正确有效的咳嗽方法,以利于术中、术后的配合,并练习床上大小便。术前禁食4小时,并给予静脉补液,并完善各项术前检查。

②术中护理。循环系统监测冠心病伴糖尿病病变较多,发生心肌梗死时无痛性或轻痛性多见(25%～46%),易延误病情,导致病死率增加。因此,为防止冠状动脉内支架术后再狭窄、心肌梗死的发生,应严密观察心电图,注意 ST 段、T 波的变化,有无异常 Q 波等,及时辨别发生心肌梗死的可能。防止低心排血量,必要时运用血管活性药物,按医嘱常用多巴胺、多巴酚丁胺,增加心肌收缩力,提高心脏排血量。使用硝酸甘油确保冠状动脉灌注,防止冠状动脉痉挛,维持平均动脉血压85～90 毫米汞柱,血压平稳后逐渐减量至停用。防止心律失常发生,给予心电、血压监测,密切观察心律、心率变化,并详细记录。防止出血现象的发生,术后右下肢制动 24 小时,密切观察腹股沟穿刺处是否出血、疼痛、硬肿,足背动脉搏动是否良好。并鼓励患者多饮水,以促进造影剂排泄。

③术后护理

●心理护理。患者多有紧张、恐惧、焦虑等心理,应告知患者手术成功并给予安慰,以消除其紧张、恐惧心理。

●体位的护理。国外多数学者认为,健康护理提供者应该考虑早期拔管、床位高度和早期下床活动因素,从而促进患者舒适。

●严密观察生命体征的变化及切口的护理。持续用心电监护仪 24 小时监测患者的心率、心律、血压,严密观察患者生命体征的变化,常规准备除颤仪及急救药品。经股动脉穿刺者需注意观察术侧肢体末梢皮温、皮色及足背动脉的搏动情况;经桡动脉穿刺者注意观察术侧末梢皮温、皮色及手指活动情况,以便了解血供情况。切口处沙袋加压 6 小时,观察切口敷料有无渗血,若有渗血,立即通知医生,及时处理。观察心电监护有无心律失常及发生缺血性改变,询问患者有无恶心、呕吐、胸闷、心悸等不适。

●静脉输液的护理。输液忌用糖,因可增加心脏负荷诱发心力衰竭、心绞痛,甚至心肌梗死等。故此类患者应尽量避免或减少输液,可用生理盐水并控制输液速度,输液过程中应密切观察病情变化。

●排便的护理。糖尿病患者因为高浓度的血糖,对自主神经有损害作用,致胃肠蠕动无力,大便不易排出;护士应向患者解释便秘的发生与糖尿病的发病是同步的,随着血糖的逐渐控制,便秘症状也将得到改善,控制血糖是改善便秘症状的关键。指导患者尽量使用坐便器而避免采用蹲厕,以减少腹压和跌倒的发生。对年龄较大、行动不便、视力低下的患者,采取床边或床上排便或有专人扶持。

●饮食护理。糖尿病饮食治疗最关键的是限制糖的摄入,讲解饮食在控制冠心病合并糖尿病病情、防止并发症中具有重要的意义,提高严格和长期执行规范饮食管理的自觉性。将总热能折算成食品份,并按 1/3、1/3、1/3 或 1/5、2/5、2/5 的比例分配,强调饮食原则,遵循低脂、低盐、低糖类、高蛋白质、高纤维素食物的原则;少食多餐,忌甜食、饱食、烟、酒及刺激性食物。

●提高患者自理能力,做好患者生活上的护理。无菌操作,定期消毒病室,注意口腔及皮肤卫生,皮肤破损要及时处理;伴有神经及血管病变时,足部感觉常减退,极易发生严重损伤、溃疡坏死及感染等。因此,要注意足部的保护,为患者洗脚时水温不可太热,以免烫伤,长期卧床者要保持床铺平整干燥,防止压疮和继发感染。

血糖监测对适时控制血糖、预防并发症非常重要。血糖轻微升高或降低患者多无自觉症状,这种不易察觉的血糖波动会导致并发症的发生和发展。术后当日测血糖 3 次,术后 2～7 日每日测血糖 1 次。血糖控制不良是糖尿病并发症发生、发展的主要原因。术后早期应按医嘱使用胰岛素控制血糖,病情稳定后,血糖值持续在 8～10 毫摩/升,可恢复术前糖尿病治疗方案。使用胰岛素时应防止低血糖反应的发生,定时监测血糖值,及时调整胰岛素用量,观察患者有无口渴、疲乏、出汗、恶心、饥饿感、心率增快、昏迷等现象。若出现低血糖反应,则停用胰岛素,同时口服糖水或静脉补充葡萄糖液体,防止低血钾和酸碱失衡、高血糖导致高渗性利尿,使血钾降低。胰岛素不足可导致酮症酸中毒。因此,要足量、足够时间使用胰岛素,同时监测血钾及血气,及时纠正酸中毒。按医嘱及时口服或静脉补钾,预防并发症发生。

④健康教育。冠心病的发生与情绪密切相关,其发展、治疗效果及预后与情绪变化也密切相关。有文献报道,心脏介入手术前后患者均处于一定的焦虑状态。目前冠状动脉介入治疗患者对介入治疗知识有迫切的需求,大多数患者对介入知识认识不足,需要了解术前常识、术中配合、术后处置、危险程度、用药、治疗效果及饮食等方面知识,为增加患者对介入治疗的了解并提高治疗的主动性,对介入治疗患者实施健康教育很有必要。

⑤康复护理。康复运动可以增加冠状动脉血流量、毛细血管渗透能力和(或)毛细血管交换面积,增加冠状动脉内径,促进侧支血管生成,从而提高运动能力。对于多数冠状动脉介入术后运动的低危患者,在家庭和社区进行中低强度康复运动是安全的,运动中一般不会发生严重的室颤或猝死等并发症,患者可在没有医护人员监护下利用社区资源进行自我管理的有氧运动,有条件者可以由护士进行遥感心电图监测或电话随访。冠状动脉介入治疗后前几个月内,多数患者服用 β-受体阻滞药,影响心率变化,不宜采用靶心率为运动强度的控制方法。

88. 老年冠心病患者可做支架置入术吗

老年人冠心病患病时间长、病变广泛、钙化性病变多,这些弥漫性或钙化性病变在球囊扩张后易发生急性闭塞。但是，因为有支架做"后盾"，使这些复杂病变的经皮冠状动脉腔内成形术成为可能，减少了对冠状动脉旁路移植术的需要。经皮冠状动脉内支架置入术是心血管疾病介入性治疗的一种重要方法，对提高经皮冠状动脉腔内成形术疗效，治疗经皮冠状动脉腔内成形术术后所引起的内膜撕裂或夹层等导致的急性血管闭塞、血管弹性回缩及再狭窄具有重要价值，近几年国内外已逐步广泛应用于临床，并取得良好疗效。对4例经皮冠状动脉腔内成形术术后发生急性冠状动脉闭塞，立即置入冠状动脉内支架均获成功，未发生急性心肌梗死及死亡。有20处病变在经皮冠状动脉腔内成形术术后重复冠状动脉造影结果不理想（残余狭窄＞20％），置入冠状动脉内支架后取得了满意的结果。

结果提示，老年冠心病患者的冠状动脉病变属于弥漫性或钙化性病变时，在行经皮冠状动脉腔内成形术时容易发生急性冠状动脉闭塞或夹层形成，对于这些老年冠心病患者，在行经皮冠状动脉腔内成形术时应提前做好置入冠状动脉内支架的准备工作，以便需要时立即置入。

又有学者报道，为评估冠状动脉支架置入术在老年冠心病患者治疗中的临床价值及安全性，将2004年11月到2006年10月在该院接受冠状动脉支架置入术的患者分为老年组（＞65岁）和对照组（＜65岁）经股动脉或桡动脉入路进行经皮冠状动脉支架置入术。结果，老年组28例置入支架48枚，对照组30例共置入支架52枚。老年组和对照组冠状脉支架置入手术成功率均为100％。老年组并发冠状动脉痉挛、冠状动脉夹层较对照组高，但无显著性差异（$P＞0.05$）。结论，冠状动脉支架置入术是治疗老年冠心病患者的一种安全可靠、成功率高的介入治疗方法。

89. 脑血管病合并冠心病患者可做支架置入术吗

动脉硬化是一种全身疾病,冠心病患者常合并不同程度的脑动脉硬化,因此患轻、中度脑血管疾病者可以接受介入手术(支架),包括一过性脑缺血发作、陈旧性小灶性脑梗死或脑出血但意识及肢体功能基本恢复正常的患者。但严重脑卒中后遗症(意识及严重肢体功能障碍始终不恢复)者因无法配合手术,且术后患者生活质量不会提高,效益-费用比较低,故不宜行支架置入。

中青年冠心病有脑血管病症状者,最好先行脑动脉造影以排除脑血管瘤或其他脑血管先天畸形。如存在,则慎行冠心病介入手术(支架)或脑血管病治愈后再行介入手术,以避免脑出血并发症。部分脑梗死是由颈动脉狭窄所致,如颈动脉造影发现狭窄,在完成冠心病介入手术(支架)后,可同时实施颈动脉球囊扩张及支架术,以防止脑卒中复发。

高血压患者应控制血压在 160/100 毫米汞柱以下时行介入手术(支架),术后用抗凝药时随时调整并适当减少剂量,以防因血压过高或抗凝药剂量过大导致脑出血并发症。值得注意是,老年冠心病患者冠状动脉造影术中脑血管并发症发生率明显高于中青年患者(约 0.1%),冠心病介入手术(支架)围术期脑血管并发症发生率约 0.6%。患者及其亲属选择治疗方法时应对这一并发症有所了解,充分权衡利弊并做好必要的心理准备。

90. 使用药物治疗的冠心病患者能做支架置入术吗

目前,临床上有相当一部分冠心病患者在接受药物治疗,而且已使用多年,效果满意;也有一部分冠心病患者使用药物治疗后效果不大满意,偶尔心绞痛发作,经相应治疗后可自行缓解。这些正在使用药物治疗的冠心病患者是否能采用冠状动脉支架置入术治疗。笔者认为,效果满意的患者可继续采用药物治疗为妥;而效果不满意的冠心病患者,可采用冠状动脉支架置入术治疗,因为其使用药物治疗,仍有胸痛,说明冠状动脉已有狭窄或病情正在加重,建议这些患者应到医院去就诊,可先做一个冠状动脉造影来确诊冠状动脉病变情况,然后根据造影情况可选择冠状动脉支架置入术治疗为好。

91. 女性冠心病患者做冠状动脉支架置入术有何特点

(1)药物洗脱支架对女性冠心病患者介入治疗的安全性及近期疗效:雷铭、刘志辉等报道,对 2005 年 3 月至 2009 年 3 月 46 例接受国产西罗莫司药物洗脱支架冠状动脉支架置入术的女性患者的即刻疗效和 6 个月以上临床随访结果进行分析。结果 46 例患者随访 4～13 个月,平均 7.7±3.1 个月,无心源性死亡和心肌梗死;7 例(15.2%)有心绞痛(CCS 分类 I 级)发生;6 例行冠状动脉造影复查,1 例显示支架内再狭窄,予以再次血管重建术后缓解。结论,国产西罗莫司药物洗脱支架对女性冠心病患者的有良好的疗效。

女性冠心病发病率虽较男性低,但由于内分泌的影响不同,女性冠心病患者心肌梗死发病年龄较男性迟,而一旦发生心肌梗死,女性的并发症较男性为多,恢复较慢,预后也差。对女性严重冠心病患者行冠状动脉支架置入术可显著改善其长期预后。

(2)女性冠心病患者冠状动脉支架置入治疗研究现状:陈韵岱指出,45 岁以前女性冠心病患病率明显低于男性,45 岁以后女性患病率逐年增高,至 60 岁时男女发病率之比已无明显差别。现将女性冠心病冠状动脉支架置入术研究现状作一阐述。

①女性冠心病再灌注治疗现状。当前女性患者接受溶栓及介入治疗的几率仍相对较低，而且很多存在再灌注延迟现象。研究发现，冠状动脉支架置入术治疗的患者中，仅约 1/3 是女性。循证医学证实，冠状动脉支架置入术治疗比溶栓治疗能更有效地减少死亡及再次心肌梗死，但血管重建术在急性心血管事件发生后没有被充分利用，女性血管重建的几率比男性少 55%。

②女性冠状动脉支架置入术后再狭窄率问题。一般认为，女性冠状动脉支架置入术后再狭窄率与男性大致相同。糖尿病、高血压、细小血管、冠状动脉狭窄程度、病变血管长度等，均为支架置入后再狭窄的独立危险因素。亦有试验发现，糖尿病患者在支架置入后，血管再狭窄方面对女性有很大影响，但缺乏更确凿的证据，有待大规模试验证实。

③女性冠状动脉支架置入术后死亡率问题。循证医学证明，心肌梗死后积极进行支架置入较单独行经皮冠状动脉内球囊扩张术相比，最初终末事件（包括死亡、再次心肌梗死等）都明显下降，6 个月达 11.5%～20%（$P < 0.001$），支架置入后患者有更好的生存率。联合抗血小板药物阿司匹林、二磷酸腺苷抑制药、Ⅱb/Ⅲa 糖蛋白抑制药进一步减轻了女性因糖尿病等因素引起的高凝状态，有效辅助了多种情况下的冠状动脉介入治疗，提高了安全性。但临床试验荟萃分析指出，在非急性的冠心病的冠状动脉介入治疗中，使用 GPⅡb/Ⅲa 糖蛋白抑制药虽可降低死亡率，女性却更易并发出血。低分子抗凝药肝素的应用降低了这种风险，但女性出血风险仍较男性高。很多试验指出，ST 段抬高心肌梗死及非 ST 段抬高心肌梗死的女性患者，在冠状动脉介入治疗术后更容易患慢性心力衰竭，相对男性仍有较高的死亡率，并指出女性是冠状动脉介入治疗术后预测死亡的独立因素。

也有很多研究结果对此观点持异议，指出 ST 段抬高型心肌梗死患者冠状动脉支架置入治疗术3年后,女性死亡率较男性开始升高,4年后有显著性差别。并将此归因于女性年龄更高,伴糖尿病、高血压、高脂血症等因素,而不认为女性是预测死亡独立因素。近10余年来很多研究发现,ST段抬高型心肌梗死患者血管重建后,相对年轻的女性死亡率较同龄男性高,并发现发病年龄越小,危险性越大。在年龄55岁以下的患者中,女性较同龄男性更容易出现冠状动脉损伤、出血、穿刺部位血肿等并发症,而这些不能用冠状动脉管径大小及患者的其他特征来解释。同时该试验发现,心肌梗死后立即行冠状动脉介入治疗,两性在终末事件(包括死亡、心肌梗死、急性冠状动脉旁路移植术等方面)没有统计学差异。总之,早期积极血管重建治疗,将明显减少女性和男性在心肌梗死早期的死亡率差异,而使各种患者受益,所以支架置入应做常规再灌注治疗策略。急性心肌梗死心源性休克女性死亡率高多因延迟治疗所致。这些都揭示了女性患者早期接受介入治疗受益的特点。

④女性冠心病支架置入治疗当前研究热点。当前,相对年轻女性冠心病问题仍未获得很好的解决。研究表明,两性之间在冠状动脉支架置入治疗器械及术式方面没有明显差异,而相对年轻女性无论非手术治疗还是介入干预均较同龄男性预后差,而且容易出现出血、冠状动脉受损等并发症。患ST段抬高型心肌梗死或心源性猝死的年轻女性,冠状动脉狭窄程度一般较老年人轻,这提示易损斑块破裂在她们发病过程中起着更主导的作用。除糖尿病、高血压、高血脂等影响因素外,有无其他易患因素联合作用突破女性的生理性雌激素保护机制,使女性提前发病,并产生不良预后,尚待进一步研究。另外,糖尿病对女性冠状动脉支架置入治疗术后再狭窄较男性影响增加,而相对年轻的女性冠心病患者比同龄男性更易患糖尿病,其内在机制仍待探讨。

92. 急性心肌梗死患者如何选择支架

（1）急性心肌梗死患者接受冠状动脉支架置入术的评价：治疗ST段抬高型急性心肌梗死的关键是早期、完全和持续的开通梗死相关动脉。急诊经皮冠状动脉介入治疗急性心肌梗死的效果和安全性已得到肯定，它可以迅速开通肇事血管，减小梗死面积，最大限度地挽救濒危心肌，改善患者的预后及生存率，目前已成为治疗急性心肌梗死的首选方法。病例：男性患者，63岁，因反复心前区疼痛6个月入院，行冠状动脉造影、置入支架，疗效满意（图29）。

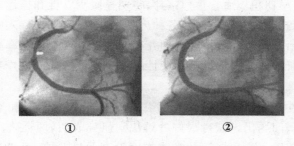

①　　　　　　　　　　②

图 29　急性心肌梗死冠状动脉置入支架

①冠状动脉造影示右冠状动脉近段完全闭塞（箭头所指处）。②冠状动脉内支架置入后血管完全开通，无残余狭窄（箭头所指处）

（2）药物洗脱支架的选择：药物洗脱支架可显著降低支架内再狭窄及靶血管血运重建率，肇事血管开通后，置入支架能保证患者冠状动脉内血流通畅，改善近期及远期预后。

（3）裸金属支架选择：似较药物洗脱支架安全，但也存在晚期支架内血栓形成问题。有专家认为，急性心肌梗死患者置入药物洗脱支架增加了支架内血栓形成的发生率。无论何时，支架血栓一旦发生往往造成灾难性后果，致死率很高，因此药物洗脱支架未能降低患者的死亡率和再发心肌梗死发生率。部分临床医生认为,急性心肌梗死患者置入裸金属支架较药物洗脱支架更安全。但即使置入裸金属支架也存在晚期支架内血栓形成的问题。

急性心肌梗死患者对支架的选择应根据患者的病变特点和病例特征及具体情况,并权衡支架内血栓和支架内再狭窄的相对风险而定。

鉴于支架内血栓形成可能导致的严重后果,须强调的是,急诊经皮冠状动脉介入治疗应结合合理的药物治疗。急诊经皮冠状动脉介入治疗只针对肇事病变,合并多支血管病变的其他血管血供,会因血流动力学不稳定而受到影响,且急性心肌梗死患者的凝血系统亦处于继发高凝状态。因此,对于急性心肌梗死患者,应在合理的药物治疗基础上,结合安全性经验,选择药物洗脱支架;使用药物洗脱支架的患者,无论药物活性如何,双联抗血小板治疗都应维持1年。

93. 国产冠状动脉支架疗效如何

霍勇、李占全在《评价国产冠状动脉支架治疗冠心病的安全性和疗效》中,根据冠状动脉形态学分型(分为 A、B、C 型),即 A 型为冠状动脉低危病变,指病变局限、未闭塞、非成角病变;B 型为中危病变,指偏心狭窄、中度成角、钙化、开口病变、完全闭塞小于 3 型病变;C 型为高危病变,指弥漫、严重成角、闭塞大于 2 型病变。回顾性分析在心脏中心置入国产西罗莫司冠状动脉支架的 1352 例冠心病患者,观察术后 1 年内心源性死亡、心肌梗死、靶血管重建率、主要不良心脏事件(MACE)和支架内血栓形成发生率。结果:1352 例患者共 1869 处病变置入国产西罗莫司支架。其中,糖尿病患者占 23.3%,急性冠状动脉综合征患者占 90.49%;C 型(高危型)病变占 30.98%,分叉病变占 11.13%,慢性全闭塞病变占 7.81％；靶病变血管平均长度（21.99±10.57）毫米，病变平均狭窄程度 88.18％±10.93％，参考血管直径（3.17±1.81）毫米，病变最大扩张压力 13.77±3.01 标准大气压；使用球囊预扩张的病变占 C 型血管重建 2.14％，不良事件发生率 3.62％，数据均在可接受范围内。患者 1 年累积血栓发生率 0.66％。

1 年的随访结果表明，国产西罗莫司冠状动脉支架的安全性和有效性良好。

国产西罗莫司支架是经国家食品药品监督管理局批准的，自 2005 年底上市以来在临床广泛应用。总之，国产西罗莫司支架在实际临床中治疗冠心病是安全、有效的，临床效果与进口支架同样优异。相对低廉的医疗费用使国产西罗莫司洗脱支架在国内的临床应用中更具有吸引力。

94. 国产冠状动脉支架与进口支架临床效果有什么区别

国产和进口支架的质量没有大的差异，进口支架和国产支架都可以用。差别主要表现在价格上，性能上也有细微的差别，毕竟外国的材料技术比我国的优秀，所以支架的质量略好于国产的。国外对医疗器械的审查是十分严格的，进口支架上市前需要做大规模的临床试验，来证明自身产品的安全性及有效性。国产支架也许只需要做很小样本量的试验就可以上市。

现在，国内的心脏介入手术已经很成熟，国产支架和进口支架质量相当。国产依维莫司药物洗脱冠状动脉支架是新上市的冠状动脉支架，国外评价很好。如果经济条件有限，还是选国产的，毕竟省下来的钱都足够后续的药物费用了。

目前，冠心病置入支架的人越来越多，他们的担心也是很正常的。使用国产冠状动脉支架只要密切配合医生的治疗，手术后坚持服用抗血小板药物(就是防止支架处发生梗死的药物),低脂饮食,严格控制血糖、血压,戒烟限酒,是完全可以像正常人一样生活的,而且对寿命不会有太大影响。

95. 冠状动脉支架置入术禁忌证有哪些

(1)冠状动脉多根病变,病灶弥漫,长度＞20毫米,钙化累及重要的分支者。

(2)左主干冠状动脉严重狭窄者。

(3)血管完全闭合超过6个月者。

(4)慢性心功能不全伴体质衰竭者。

(5)支架置入术后不能接受药物治疗者。

(6)有活动出血者。

96. 冠状动脉支架置入术术前评估事项有哪些

高炜指出:冠状动脉支架置入治疗的开展,随着经验的积累和器械的改进,适应证不断拓宽,成功率提高,并发症率降低,使患者的临床症状和生活质量得到改善。尤其是近几年药物洗脱支架的上市,使长期以来困扰和制约支架置入治疗再狭窄率得到了有效的控制。但一个患者是否需要或适合经皮冠状动脉支架置入治疗取决于很多因素,包括患者的临床特点和心功能状态、冠状动脉病变特征、手术成功的把握及风险、远期效果和效价比等利弊的权衡等。经皮冠状动脉支架置入治疗带给医师和患者的不仅仅是血管的重建、症状的改善,也还存在着治疗风险、并发症及高支出。因此,经皮冠状动脉支架置入治疗前必须对患者进行全面的评估,选择合适的治疗方法和治疗策略。

(1)临床情况评估:临床评估是对患者病史、病情的基本判断,包括内容很多,都是临床医师和介入治疗医师必须清楚的,也是经皮冠状动脉支架置入治疗的前提。

①年龄、既往是否曾患心肌梗死、患者的心功能状态。

②临床检查是否有心肌缺血,缺血的部位及范围,这对于选择合适的治疗策略十分重要。

③研究显示,肾小球清除率<60毫升/分钟·1.73平方米者发生造影剂肾病的风险显著升高,尤其是高龄、合并心功能不全、糖尿病等患者发病率和死亡率均明显增加。在介入治疗术前应积极控制相关危险因素,进行充分水化,停用其他可能影响肾功能的药物。

④其他伴随疾病,如糖尿病、消化性溃疡、出血性疾病、显著的甲状腺功能亢进、外周血管病,尤其是有无肿瘤,近期是否需要接受外科手术。

⑤其他需要使用抗凝药物治疗的疾病。

⑥有无过敏性疾病,尤其是对造影剂有过敏史者。

冠状动脉支架置入治疗前还应进行术前常规检查,如血常规、尿常规、血小板计数、凝血功能、肝及肾功能、血电解质、心电图、负荷试验、胸部X线片、超声心动图。急诊冠状动脉介入治疗时可根据具体条件做必要的检查,但治疗选择宜慎重。

(2)手术时机评估:支架置入治疗时机的把握,尤其是急性冠状动脉综合征时治疗时机的选择对预后会产生很大的影响。对急性ST段抬高型心肌梗死应尽早给予介入干预,开通梗死相关血管,以挽救濒临坏死的心肌,缩小梗死面积。非ST段抬高型急性冠状动脉综合征可选择早期支架置入治疗或早期保守策略。择期经皮冠状动脉支架置入治疗患者应在充分的术前评估后再进行,纠正心功能不全、电解质紊乱等。

(3)风险和获益比评估:成功的支架置入治疗是患者和医生的

共同愿望,但术前应对支架置入治疗的获益和风险比进行评估,并应告知患者及其家属。包括支架置入治疗对生活质量、对临床症状的改善程度如何、相关的风险程度如何,包括经皮冠状动脉支架置入治疗并发症、心功能及肾功能的影响(造影剂肾病的发病率)、抗凝治疗的风险、出血性并发症,尤其是术后长期抗血小板治疗的风险。

(4)效益、费用比评估:目前,支架置入治疗所需的费用对患者来说仍然是一笔不小的支出,安装一个支架要 2 万～3 万元,尤其是多支多处、复杂冠状动脉病变、完全闭塞病变等费用更加昂贵,需要几十万元,且远期再狭窄、支架内血栓形成、再发心绞痛等风险大。在治疗选择时应对患者的伴随疾病、生活质量、经济承受能力等有一定的了解,并对介入治疗的预测费用、获益等进行客观评估,权衡利弊。

(5)治疗策略的选择评估:支架置入治疗不是冠心病唯一的治疗手段,且具有一定的风险,非优势型右冠状动脉病变、供血范围小或很远端的分支病变、只供血极少量存活心肌或无存活心肌的完全闭塞病变、病变狭窄程度较轻或稳定病变等不需要进行介入干预,可以考虑药物治疗;急性心肌梗死急诊经皮冠状动脉支架置入治疗时只扩张梗死相关血管;对于高龄患者,合并肿瘤或严重肺、肾脏疾病者,可行冠状动脉搭桥术。

(6)对多支血管病的血运重建策略评估:应对完全血运重建还是不完全血运重建进行恰当的评估。慢性完全闭塞、弥漫病变、血管严重扭曲、狭窄伴邻近血管瘤样扩张等难以取得理想介入治疗结果的病变,可选择不完全血运重建或冠状动脉搭桥术;对狭窄程度较轻的病变,如果没有明确的心肌缺血证据或非稳定斑块,可选择药物治疗。

(7)冠状动脉造影结果评估:对冠状动脉造影结果的判断也是介入治疗术前评估的重要内容,要判断狭窄处病变或可能引起心肌缺血的病变,如溃疡病变,自发撕裂病变,血栓病变(充盈缺损、造影剂染色),高度狭窄或完全闭塞,血流缓慢(造影剂充盈和消失延缓),必要时可辅以血管内超声、多普勒血流测定及压力导丝检测。此外,无创检查(心电图、运动负荷心电图、心肌核素显像)对冠状动脉病变的判断也非常有用,不应忽略。

(8)药物洗脱支架的安全性和有效性评估:药物洗脱支架有效地降低了介入治疗术后再狭窄,但与之相关的晚期血栓形成问题又成为人们关注的焦点。2006年,经导管心血管治疗关于药物洗脱支架安全性和有效性共识指出:药物洗脱支架术后4年内的血栓形成比裸金属支架每年增高0.2%~0.24%。现有的患者资料荟萃分析结果提示,与血栓相关的心脏性死亡和心肌梗死未见显著性增加,药物洗脱支架降低再狭窄和改善生活质量的卓越功效不会因血栓形成而蒙上阴影。推荐所有药物洗脱支架术后患者至少用阿司匹林、氯吡格雷双联抗血小板治疗1年,对高危患者考虑延长用药时间。冠状动脉介入治疗前,应对患者的临床情况给出恰当的评估,以下情况建议选择金属支架以减少药物洗脱支架可能产生的风险:依从性差的患者,不能保证后续的药物治疗;经济困难,不能保证长期用药治疗的患者;近期需要行非心脏手术的患者;高龄或其他不适宜长期抗血小板治疗者;肿瘤或其他预期寿命短者;伴随其他不适宜用药物洗脱支架时。

(9)患者及其家属的依从性评估:冠状动脉支架置入治疗的费用对于患者来说还是一个十分昂贵的治疗,也是存在较高风险的治疗。因此,在经皮冠状动脉治疗术之前,应向患者及家属告知检查和治疗可能的费用、并发症和再狭窄发生率,经皮冠状动脉治疗术后长期药物治疗的必要性和可能的不良反应,以及随意停药的风险。对患者及其家属的知识程度、经济承受能力、治疗的依从性,对并发症的承受能力等有充分的了解,以避免可能发生的矛盾和风险。

（10）对支架置入治疗医师及设备、环境的评估：开展经皮冠状动脉支架置入术，应由有经验的治疗医师进行操作。对于初学者，应在上级医师或有经验的医师指导下进行。对医院支架置入治疗的设备及有关药品也应全面考虑，防治意外情况下措手不及，承担风险。

97. 冠状动脉支架置入术术中的注意事项有哪些

（1）冠状动脉造影术注意事项：支架置入术前，应先行冠状动脉造影术，注意事项详见"第58题"中的有关内容。

（2）支架置入的注意事项

①根据冠状动脉造影狭窄情况，选择适合标配的支架，送入到狭窄部位，然后再造影观察支架置入情况，血流是否通畅。

②支架置入结束后应用等量的鱼精蛋白对抗肝素时，必须稀释后缓慢注入。

③拔除导管后局部压迫止血30分钟以上，并及时行加压包扎。

④造影后在监护室内应监护24小时。监测心率、心律、呼吸、血压和尿量。嘱患者多饮水，以利于造影剂排泄。观察穿刺局部有无出血和渗血，并注意外周动脉搏动，卧床休息24小时后，可下床活动。必要时重复心电图检查，注意有无心肌缺血的改变。

98. 冠状动脉支架置入术后的处置事项有哪些

（1）出院后1个月内，各种活动动作要轻，行走要缓，避免动作过大。经股动脉手术者要避免频繁下蹲、久蹲、抬腿等挤压伤口的动作；经手臂桡动脉或肱动脉手术者要避免上肢过度弯曲、提重物等动作。

(2)要遵照医嘱按时服用抗凝、抗血小板凝集、扩张血管及降血脂药物。术后用药中除服阿司匹林抗血小板积聚作用外,宜加用氯吡格雷,首剂 300 毫克,继而 75 毫克,每日 1 次,连用 6～9 个月,防止术后再狭窄的发生。并注意自我观察,如发现皮肤或胃肠道出血、疲乏无力等症状,应尽快去医院就诊。

(3)保持良好心态,避免情绪激动。要养成良好生活习惯,低脂饮食,适当运动,控制体重。术后每个月复查一次血糖、血脂、血黏度及凝血功能等,使这几项指标都能够保持较好的水平,以减少冠状动脉其他部位出现新的狭窄。

(4)患者术后要绝对戒烟,因吸烟会加速血小板凝集,引起心肌缺血,导致支架置入部位内膜再狭窄。

(5)患者出院后一旦发生胸闷、胸痛症状,应及时就诊,以防止心肌缺血及心肌梗死的再次发生。出院后半年要复查冠状动脉供血情况,以便及时发现血管狭窄情况。

99. 如何配合医生完成支架置入手术

(1)手术前的配合:洗澡、换成开衫内衣;护士对患者手术部位行皮肤清洁处理;适量进食(吃四五分饱),并适当饮水;按医嘱服药;尽量放松,保持良好睡眠;精神紧张者可服少量地西泮(安定);术前排尽小便;练习床上平卧排尿;交住院押金;患者履行签字手续;女患者如月经量不多可照常手术;向医生申明有无近期出血及过敏史;将患者用平车送入手术室。

(2)手术中的配合:精神放松,如有胸痛或其他不适及时报告医生;平卧于导管手术床上,双上肢放置身体两侧,切勿活动,以免污染术区;造影时按医生要求做深吸气后屏气约 10 秒钟后即可自由呼吸,以便影像更清楚,有时按照医生要求做咳嗽动作,以促进造影剂加快从冠状动脉排出;术中出现任何不适,应立即告诉医生,以便医生及时给予必要的治疗;导管室为相对无菌区,家属不能入内,在指定区域等候;护士可协助患者术中排小便;手术结束后,患者从手术床移到推车时,应保持手术侧下肢伸直,用双臂及另一下肢帮助移动,医护人员会给予帮助。

(3)手术后的配合:医生拔出动脉鞘管,用手压迫患者穿刺部位约 15 分钟,止血后用无菌纱布加压包扎,压沙袋后平车推回病房;术后平卧 6～12 小时,患者手术侧肢体平伸,尽量减少活动,以免穿刺部位出血,家属及医护人员为患者进行床上饮食及大小便护理;患者适当多饮水,促使造影剂排出;家属可协助医护人员观察术区及患者情况;如穿刺处出血,及时报告医护人员处理,家属在报告同时可立即用手对出血部位压迫止血;术后被允许下地活动时,应逐渐增加活动量,以防摔倒;高龄且患有糖尿病或慢阻肺病者,可适量用抗生素预防感染。

100. 冠状动脉支架材料类型与置入后的效果如何

目前,冠状动脉支架有金属裸支架、药物涂层支架、生物降解支架及新型支架(如放射性血管支架、静脉覆盖支架)和基因支架等多种,疗效是肯定的。病例:男性患者,63 岁,因反复心前区疼痛 6 个月入院,行冠状动脉造影、置入支架,疗效满意(图 30)。

101. 支架置入后会脱落吗,如脱落怎么办

(1)冠状动脉支架置入后不会脱落:在冠状动脉支架成功放入后,支架一旦在病变局部释放,就紧贴在血管壁上,经过一段时间,支架表面会出现内皮化,支架和血管壁就结合在一起,因此在局部扩张释放后的支架是不会脱落的,无须也无法取出。即使参加活

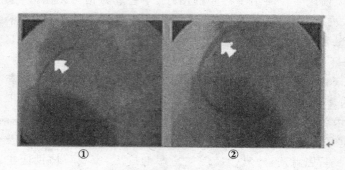

①　　　　　　　　　　②

图30　冠状动脉狭窄置入支架后 X 线片

①冠状动脉造影见右冠状动脉近段高度狭窄(箭头所指处)。②置入支架后,箭头所指部位狭窄消失,血流通畅。

动或行心外按压、电击除颤也不会导致其脱落。

(2)有关冠状动脉支架脱落的问题:支架在置入过程中有脱落的危险(置入后不会发生脱落),支架脱落是极少见的情况,特别是在当今应用球囊预装支架的时代。虽然少见,但是却是非常棘手的并发症之一。如果处理不当,可致心肌缺血、心肌梗死或周围动脉栓塞等并发症。常见原因如下:病变部位未充分扩张时置入支架,特别是对于钙化病变;病变部位弯曲或支架过硬,同样病变伴有严重钙化时更为多见;支架与球囊未紧贴(这与支架产品质量密切相关);支架后撤被导引导管卡脱等。

上述原因包含了术者的操作、患者病变部位的特异性、支架产品的设计与安装问题等。当然,一旦发生了支架脱落,医生不可能再去分析到底是什么原因,也无暇顾及。首要是如何解决问题,因为人命关天,保住患者的生命是至关重要的。

(3)对于支架脱落的处理方法

①当支架脱落发生在冠状动脉系统内时,可采用以下方法。

●当引导钢丝仍位于脱落的支架内时,可尝试用一小球囊套入支架,原位扩张或低压扩张后将其取出。国内陈纪林教授报道指出,用小球囊套入取出脱落支架时应注意,最小球囊以3标准大气压充起后,球囊和支架相贴良好,并在球囊的两端,即没有支架覆盖的部分形成球囊的膨凸,这样在回撤球囊时可避免支架与血管壁的直接接触,从而保护了血管。

● 用另一钢丝与原钢丝缠绕,带出支架(双钢丝缠绕法)。

● 再置入一支架将脱落的支架压扁在冠状动脉内。这应当是一种最终的办法,在采用之前的技术无法取出脱落的支架时,可采用这一方法。但应当注意在进入第二个钢丝时需保证其没有与脱落的支架发生关系,即没有从脱落支架网孔中穿过再到达冠状动脉远端;在应用球囊或新的支架进行挤压时撤出脱落支架上的钢丝。

② 当支架脱落发生在指引导管或部分在指引导管内时,可进入球囊将其挤压在导管内后一同取出。

③ 当支架脱落发生在冠状动脉系统或指引导管以外(如支架掉落到外周血管中)时,可应用多种方法进行取出。应用最多的是使用抓捕器进行取出。

(4)支架脱落的预防措施:病变部位充分扩张后再置入支架;直接置入支架时,如支架运送遇到阻力,不可盲目推送,应采用球囊等器械对病变进行预处理后再置入支架;支架一出引导管,尽量不要撤回,以免脱落,特别是当指引导管与冠状动脉同轴性不好时。其中病变充分预处理应当是最重要的,特别是对于严重钙化、狭窄或扭曲的病变。

上述仅仅是从手术过程考虑的预防措施,其实最根本的还是支架产品本身,即支架的质量问题。总之,支架脱落重在预防。一旦发生这一问题,也不必慌张,尽量使用安全、简单的方法去处理,临床不良事件(死亡、心肌梗死或紧急冠状动脉旁路手术)的发生率基本可以避免。

102. 冠状动脉支架置入后应注意什么

冠心病患者在接受冠状动脉支架置入术后,冠状动脉管腔狭窄或闭塞得以解除,临床上心绞痛发作明显减轻或消失。但冠状动脉介入治疗是依靠机械性原理使狭窄的冠状动脉血管腔扩大,因此需要相应的辅助治疗,即所谓冠心病的二级预防措施。

(1)生活方式改变

①运动。规律性运动有助于保持冠状动脉管腔通畅,并促进缺血区心肌侧支血管生成。应避免长期卧床、静坐。

②饮食。以清淡为主,避免暴饮暴食。

③可适量饮酒。中度量饮酒(红酒)有助于延缓动脉粥样硬化进展,降低介入治疗后心脏事件发生率。

④其他。性格开朗、情绪稳定,避免大喜大悲或精神抑郁。

(2)控制其他致病因素:患者在医生指导下应做到以下几点。

①糖尿病。对冠心病合并糖尿病患者,无论空腹血糖或餐后血糖均应降到正常水平。

②高血压。高血压患者,应将收缩压控制在 140 毫米汞柱以下,舒张压降至 90 毫米汞柱以下。

③高血脂。高脂血症者,应将血总胆固醇水平降至 4.7 毫摩/升以下,三酰甘油降至 1.92 毫摩/升以下。

④其他。控制体重,减轻肥胖,戒烟,治疗高同型半胱氨酸血症。

(3)抗氧化或延缓硬化药物治疗

①阿司匹林。抑制血小板聚集,同时具有抗炎、抗氧化作用。

②他汀类药物(如普伐他汀、辛伐他汀)。除降低血胆固醇,升高高密度脂蛋白胆固醇外,尚有稳定冠状动脉粥样硬化斑块、抗炎和保护血管内皮的作用。

103. 冠状动脉支架内再狭窄是如何发生的

(1)再狭窄发生的原因：目前公认支架内再狭窄主要是由于置入支架局部的内膜组织过度增生所致。

①早期的试验研究表明，支架置入将导致冠状动脉受损部位血小板及纤维蛋白原的黏附和聚集，而血小板的黏附和激活对细胞的增殖具有重要影响，血小板衍生因子从血小板中的释放将促进平滑肌细胞(SMC)的增殖和平滑肌细胞向损伤部位迁移，在血管损伤后将陆续发生一些细胞和分子反应。

②支架置入导致血管壁纤维的弹性回缩，内皮细胞的损伤及血管内膜下组织的暴露将导致血小板的黏附和聚集，纤维蛋白原在表面聚集和血栓形成，血栓的形成可以进一步导致平滑肌细胞的迁移和增殖，活化的血小板也将刺激平滑肌细胞向损伤部位的迁移和增殖。同时，血管受损后骨髓细胞也促进了平滑肌细胞的迁移和增殖。在这一过程中，除了血管平滑肌细胞参与外，大量白细胞与内皮下基质的黏附及向新生膜的浸润也对新生内膜的形成和维持发挥了重要的作用。

③血管重塑主要在冠状动脉支架内再狭窄形成的晚期发挥作用，晚期血管壁中层内大量纤维组织增生，使血管壁硬化，顺应性降低，促进了冠状动脉再狭窄的发生。

(2)再狭窄的发生机制

①血小板激活，血栓形成。手术损伤深达中膜，血管内皮细胞被破坏，暴露出内皮下组织，启动细胞 2 配体间的黏附反应，血小板活化，黏附于血管损伤处，之后分泌并聚集，形成血栓。

②炎症影响。手术球囊作为外来物体必然引起机体免疫应答，炎性细胞(如 T 淋巴细胞、中性粒细胞、巨噬细胞)会浸润靶血管段。炎性细胞的浸润和血小板的聚集共同作用会释放出各种细

胞因子和生长因子,激活血管中层平滑肌细胞,使平滑肌细胞的一系列基因异常表达,迁移增生,分泌细胞外基质,最终导致内膜的增厚和血管的重塑。

③血管平滑肌增生。中层平滑肌细胞有收缩和合成两种表型。前者为成年人正常动脉壁平滑肌的主要类型,可维持血管壁的张力,控制血压。一旦血管损伤,平滑肌细胞能够从收缩表型转变为合成表型,表现为复制能力增加,几乎无收缩能力,合成功能随着粗面内质网增加而增强,细胞外基质的产生是收缩表型平滑肌细胞的 5 倍,参与血管损伤后组织修复。中层平滑肌细胞的增殖、迁移和表型改变是介入治疗后再狭窄的主要原因之一。

④细胞外基质分泌。正常的细胞外基质在血管壁中呈同心圆分布。内膜由成线性排列的内皮细胞和少量富含蛋白多糖、透明质酸的细胞外基质构成。内膜和中膜由一层致密的弹性膜-内弹力板分隔。中膜由富含弹性成分、胶原和糖蛋白的细胞外基质及镶嵌于其内的中层平滑肌细胞构成。外弹力板分隔中膜和外膜,外膜主要由纤维性胶原、成纤维细胞和营养血管壁的脉管构成。经皮冠状动脉内球囊扩张术后内皮下基质和胶原纤维的暴露启动凝血系统,并且细胞外基质是新生内膜的主要成分。

104. 冠状动脉支架内发生再狭窄的危险因素有哪些

许多学者研究观察了各种临床、造影和支架及操作因素,认为均与支架内再狭窄有关,有些因素是可治性的,有些因素是不可治的。

(1)年龄:卡萨库(Kasaoko)等认为,年龄每增加 10 岁,所有血管和受损血管处发生再狭窄的相对危险性分别增加 14%～19%。

（2）吸烟：吸烟可以加速动脉粥样硬化。撒哈拉（Sahara）等在比较局灶型冠状动脉支架内再狭窄和弥散型冠状动脉支架内再狭窄时，吸烟者比率分别高达 76%～85%。

（3）糖尿病：胰岛素依赖型糖尿病是支架置入术后冠状动脉支架内再狭窄发生的独立危险因素，可能是胰岛素抵抗致内皮功能不全并加速血小板聚集，激活生长因子，促进平滑肌细胞的增殖，造成冠状动脉内膜增生，导致支架置入术后再狭窄的发生。

（4）病变血管因素：包括病变血管部位、病变长度、病变大小。冠状动脉支架内再狭窄发生率左前降支＞左旋支＞右冠状动脉。冠状动脉支架内再狭窄发生率与原血管病变长度、大小呈正相关。

（5）手术因素：支架及支架长度的选择，术者的熟练度及术者的经验，均是影响冠状动脉支架内再狭窄发生的因素。

（6）其他：遗传因素、不稳定心绞痛也是冠状动脉再狭窄的危险因素。

105. 如何防治冠状动脉支架内再狭窄

再狭窄不是并发症，而是一种对血管损伤的愈合反应。针对支架内再狭窄的治疗，临床上已采用多种治疗技术，如球囊扩张术、切割球囊、冠状动脉内斑块旋磨术、定向冠状动脉内斑块旋切术、准分子激光冠状动脉成形术和放射治疗等。疗效各有不同，除放射疗法外，其余技术都对预防支架内再狭窄无明显作用。虽然放射疗法作为一种非药理学的抗增殖方法降低再狭窄的应用前景良好，但是晚期支架内血栓形成等不良效应却限制了该方法的应用。故目前防治措施研究的热点主要为冠状动脉支架内再狭窄的预防手段。

到目前为止，尚无大规模临床试验的证据表明全身用药可降低支架内再狭窄率,然而局部给药则可以克服这一难题,它能够直接作用在损伤的准确部位,使其局部组织药物浓度高,而对全身的影响小且减少了全身的毒副作用。由此针对冠状动脉再狭窄的发生机制,能够干扰细胞增生及抑制损伤介导的各种因子作用的药物洗脱支架脱颖而出。目前具体治疗再狭窄的方法如下。

(1)减少损伤:由于冠状动脉支架术后再狭窄的发生为内膜损伤这一始动因素,故防止和减轻手术中内膜的损伤是防治再狭窄的第一步。

(2)药物防治:血管紧张素转化酶抑制药、他汀类、β-受体阻滞药、血管紧张素Ⅱ受体拮抗药、血小板抑制药等的防治已得到了证实。支架后再狭窄与血管平滑肌细胞增生和基质增殖相关,血管紧张素转化酶抑制药能通过抑制肾素-血管紧张素-醛固酮系统,显著减少内膜损伤反应的形成。他汀类药物不仅具有调脂作用,而且还具有不依赖于胆固醇降低的非调脂抗动脉粥样硬化机制,如降低炎症反应,抑制动脉损伤后内皮的增生,抑制血小板聚集,促进斑块稳定等。杰克逊(Jackson)等研究认为,β-受体阻滞药对防治再狭窄有效。抗血小板药物因为能早期预防血管内血栓形成,故沿用至今。

(3)支架药物涂层:药物涂层支架是将具有抗增生、抗过敏、抗凝、抗炎作用的药物,用特殊工艺包被于支架表面的药物载体上。此种方法药物浓度高,释放缓慢,作用部位集中,能充分发挥药物抗再狭窄的作用。目前常用的药物支架有紫杉醇支架、西罗莫司支架、依维莫司支架等。

(4)基因治疗:主要是把带有细胞毒性基因、细胞稳定基因、抗迁移基因的支架置入病变处,防治细胞基质增殖和迁移。目前,该项治疗还有待更进一步的研究,相信在不久的将来,基因治疗能对再狭窄起到巨大的作用。

(5)血管内照射:采用β、γ行外照射与血管腔内照射。主要机制是抑制平滑肌细胞迁移,诱导平滑肌细胞出现 G1 期阻滞,进而抑制其增殖。波马(Popma)等研究认为,β 射线比 γ 射线具有照射时间短、暴露部位少、操作人员损害小的特点。

(6)超声治疗:超声治疗可以抑制增殖活跃的细胞。已有实验表明,超声可抑制平滑肌细胞的黏附、迁移和增生,从而干预损伤血管的修复过程,防止平滑肌细胞的过度增生。

(7)新冠状动脉介入器械:旋磨加球囊扩张、定向冠状动脉内斑块旋除术、激光血管成形术等。旋磨加球囊扩张虽然即刻效果优于单纯球囊扩张,但其远期效果还有待进一步观察。

(8)外科治疗:对于多支病变或前降支开口部位反复再狭窄者,应进行冠状动脉搭桥手术。

106. 冠状动脉支架置入术的优势与不足有哪些

冠状动脉支架置入术已在临床广泛开展,使许多冠心病患者经冠状动脉支架置入治疗后受益康复。其治疗的优点是应用相对简便,避免或减少全麻、开胸、体外循环、中枢神经系统的并发症和康复时间等。重复冠状动脉支架置入术比重复冠状动脉搭桥术简便易行,而且在紧急情况下能迅速达到血运重建。随着介入材料的不断更新改进和手术医生的经验积累,其安全性和远期效果越来越明显提高。与药物治疗相比,其死亡率或严重心脏缺血事件发生率明显减少。

但冠状动脉支架置入术也有其不足或局限性,对多支弥漫性病变,心功能严重受损患者,冠状动脉搭桥术可能是更佳选择。但无论如何,各种试验结果显示,冠状动脉支架置入术可使单支或多支冠状动脉病变患者心绞痛症状明显缓解,运动耐量提高,生活质量改善。对那些心肌缺血症状重的患者及希望保持体力劳动的有症状患者,更易接受冠状动脉支架置入术。

107. 支架置入术的护理内容有哪些

(1)术前准备及护理

①做好心理护理。患者术前的心理素质和心理健康状况与术后恢复疗效及预后密切相关,他们基本上都有焦虑、担心、紧张和恐惧不安,一些患者对新近开展的冠状动脉支架置入治疗疑虑重,信心不足。针对患者的不同心理压力,运用心脏监护病房宁静、整洁的有利环境,配合自身严谨、认真、亲切的工作态度及细致入微的生活护理,使患者安心,家属放心。同时还要向他们详细阐明手术方法、过程、术中需要配合的地方、注意事项及术中有可能出现的不适,让患者充分放松自己紧张的情绪,更好地配合治疗,减少并发症的发生。

②完善术前准备及各种检查。包括血常规,大小便常规,心、肝、肾功能,出凝血时间及配好血。术前3天训练患者床上排便,手术当天早餐予患者进流质或半流质饮食至半饱。

③做碘过敏和普鲁卡因及青霉素过敏试验。在皮试前要严密观察患者原有症状、体征及其程度,以利于鉴别及准确判断。部分患者术前虽碘过敏试验阴性,但仍有过敏现象发生,提示术中要严密注意患者的荨麻疹、红斑、瘙痒等症状及其他造影剂过敏反应,及时给予抗过敏药物,必要时换用外离子型造影剂。

④双侧腹股沟及会阴部备皮。术前1天予双侧腹股沟及会阴部进行皮肤清洁及备皮,备皮时动作要轻巧,慎防皮肤破损出血增加感染机会。

⑤导管室准备。备齐各种抢救器材,如心电监护仪、导管、压力监测器、除颤器、氧气、临时起搏器、气管插管等用物,并确保设备和仪器性能良好。备好各种抢救药物和抗过敏药物。临床资料

中,术中并发症的抢救率为3%,所以抢救仪器应处于应急状态。抢救药物如利多卡因、肾上腺素、地塞米松、多巴胺、阿托品等,要置于方便易取处,以便应急使用。选择合适的手术导管材料,同时要准备一根临时起搏导管。术前导管实行紫外线消毒,时间为30分钟。

(2)术中监护

①患者体位。双手上举放在头顶上并适当固定,连接心电监护仪及压力监测,并做好术前心电及压力监测参数记录。

②建立静脉通道。一般选择左下肢并连接三通以便随时推注抢救药物。

③氧气吸入。吸氧可改善心肌缺氧状态,减少心律失常,并可改善其他器官的缺氧。

④严密观察患者的血压及冠状动脉内压力。急性下壁、后壁心肌梗死患者常合并绝对和相对容量不足,给予扩容或多巴胺治疗常使血压得到改善。急性前壁心肌梗死合并血压下降,应尽早使用主动脉内氯囊泵,使心肌灌注改善,使血流动力学趋向稳定。如导管操作中血压过低时,应暂停导管操作,使血压平稳后再进行。否则,持续的低血压状态可使心肌缺血加重而导致心室颤动。术中造影剂也可刺激冠状动脉痉挛,造成低血压,因此在危重患者中,血压监测尤为重要。

⑤严密观察心电监测。急性下壁心肌梗死、后壁心肌梗死、右室梗死患者常因心肌持续缺血导致多种心律失常。前壁心肌梗死常出现室性期前收缩、室性心动过速,甚至心室颤动,应准备抗心律失常药物和除颤器。在经皮冠状动脉腔内成形术+支架置入术术后,常出现心律失常,为再灌注心律失常,加速性室性心动过速最为常见。如出现室速合并血流动力学改变或室颤应予除颤。

⑥其他。按医嘱使用肝素,抗凝,防血栓形成。手术结束时,按常规压迫止血,加压包扎。

(3)术后护理:术后患者常规入心脏监护病房,护士要有高度的责任心和严谨的工作状态及良好的技术水平和专科知识,进行认真细致的心电、血流动力学、凝血时间及生命体征的监测。尽可能让患者在心脏监护病房期间感觉安全、亲切,减轻焦虑和紧张情绪,从而避免因交感神经引起的心率加快而诱发冠状动脉痉挛。

①术后心电监护密切观察血压、心率、心律及足背动脉搏动情况,30分钟1次。术后限制患肢活动24小时,但每2小时按摩双腿,预防深静脉血栓形成。术后常规应用抗生素3~5日。抗凝治疗的护理是此手术的护理重点,它是预防术后支架内急性血栓形成的重要治疗手段,要求剂量准确,给药按时,施量个体。口服抗凝药应看药服到口,确保疗效。静脉注射肝素可将2毫升12 500单位的药液稀释到12.5毫升,每次推注1毫升(即为1000单位),共6次,可由莫菲管排气孔注入,以减少污染机会。低分子肝素应严格皮下注射,每次60毫克,每日2次,用5~7天。治疗期间注意观察有无皮肤黏膜出血及呕血、便血、血尿,每日查凝血酶原时间,维持在正常的2~5倍为宜。做好出院指导,按时服药,多吃新鲜蔬菜、水果,食低脂肪食物,戒烟酒,适当参加体育锻炼。勿过度劳累,避免情绪过度波动,保持心情愉快,保持大便通畅,勿用力排便。发现冠状动脉狭窄症状时应及时就诊,复查。

②股动脉术后患者右侧下肢需制动,平卧24小时,局部用弹性胶布压迫止血6小时,不能起立、弯曲,以防出血。备好吸水管,鼓励患者多饮水,以排空体内造影剂,防止肾脏损伤。在卧床期间一切生活护理全在床上进行,包括洗漱、进食、大小便等,并需他人协助。此时患者可产生心理压力,加上长时间处于同一卧位,患者烦躁,排尿困难,腰酸背痛,失眠等不适明显增加,这样就增加了患者并发症的发生率和心理压力。护士要做好各项生活护理,协助患者进食,使患者安全度过手术危险期。

③术后继续监测患者的血压、心律、心率等变化,尤其注意心

电图有无 ST 段的压低和抬高,以便及时了解心肌缺血的发生,经常询问患者有否胸痛、胸闷、心悸等不适情况。为预防急性和亚急性血栓形成,术后应及时、准确按医嘱使用抗凝血药和抗血小板药物。定时查血常规,凝血功能,注意观察患者有无出血和栓塞症状。对合并低血压或心源性休克的患者,应注意维持水、电解质、酸碱平衡及血压的纠正情况,控制输液速度,防止急性右心衰竭。密切观察伤口部位有无出血、渗血、血肿及双足背动脉搏动情况,及时发现并处理腹膜后出血、血肿、假性动脉瘤等严重并发症。为预防感染,术后按医嘱合理使用抗生素,伤口换药等治疗及护理应严格遵守无菌操作,保持伤口干净、干燥,防止腹股沟部位潮湿。

④患者心、肺功能得到改善,病情允许时,应鼓励患者循序渐进地适度活动,但注意避免术肢过频、过度用力活动,以免伤口出血。做好生活、饮食指导,坚持服药,预防冠状动脉支架内再狭窄,认真向患者及其家属介绍有关药物治疗的目的,说明其重要性及潜在危险性,教会患者了解出血的症状和体征,若出现出血或胸痛、胸闷等情况时,应及时就诊。

⑤患者在绝对卧床期间,应将常用物品及呼叫器放在易取之处,以满足患者基本需要。24 小时后指导患者下床活动,但动作要缓慢,只限在床边活动,根据个人情况而逐渐增加活动量。绷带拆除后的患者应根据自己的情况逐渐增加活动量,起床下蹲时动作应缓慢,不能突然用力,防止伤口裂开,术后 1 周内避免提重物,1 周后逐渐恢复日常生活与工作。

⑥嘱患者出院后保持情绪稳定,保证充足睡眠,避免剧烈运动;注意保暖,预防感冒;饮食应长期保持低盐、低脂,避免过饱,适当增加粗纤维食物,保持大便通畅;戒烟,不饮浓茶及咖啡;严格遵医嘱并按时服药;随身携带保健卡、保健盒;定期门诊复查及检查。

108. 冠状动脉支架置入术患者出院后如何自我护理

(1)出院后 1 个月内动作要轻柔,行走要缓慢,避免动作过大。经股动脉手术者要避免频繁下蹲、久蹲、抬腿等挤压伤口的动作;经手臂桡动脉或肱动脉手术者要避免上肢过度弯曲、提重物等动作。

(2)要遵照医嘱按时服用抗凝、抗血小板、扩张血管及降血脂药物,防止术后再狭窄的发生,并注意自我观察。如发现皮肤或胃肠道出血、疲乏无力等症状,应尽快去医院就诊。如接受其他治疗需要停用所服药物时,需与心脏科医生商议后决定。

(3)2～3 个月复查一次血压、血糖、血脂、血黏度等,使这 4 项指标能够保持在较好的水平。戒烟限酒、控制体重,减少冠状动脉其他部位出现新的狭窄。同时,建议患者出院后半年到医院复查冠状动脉造影,及时发现血管狭窄的情况。出院后的患者一旦出现胸闷、胸痛,应及时到医院就诊以判别是否心绞痛复发;胸痛不能缓解者应急诊就医,尽快消除症状,以防止心肌梗死的发生。

(4)冠状动脉支架置入手术后的患者,如果心绞痛半年未复发,且能胜任日常工作,爬三四层楼梯不出现胸闷、气促、心慌等症状,完全可以过性生活,但每周不宜超过 2 次。性交时如心绞痛发作应立即停止,并舌下含服一片硝酸甘油。

(5)支架置入后,冠状动脉原来狭窄的病变被动扩张,冠状动脉血流会得到极大的改善,许多患者心绞痛症状随即消失。但这只不过是缓解了症状,并不等于治愈了。患者要想不发生意外情况,就应注意以下 5 个方面的问题。

①术后急性或亚急性支架内血栓形成,一般发生在置入支架后 24 小时至 2 周。支架内血栓一旦形成,则相当于再次发生心肌

梗死,风险性极大。所以,患者出院后一定要按医嘱口服抗血小板药物(阿司匹林和氯吡格雷);同时,一旦再发心绞痛,一定要及时与主治医生联系,立即采取治疗措施。

②患者出院后,仍要自行严密监测血压、心率、尿量。尤其对于极低心功能患者,须认真对待其基础血压、心率和不适症状,一旦出现胸痛或胸闷症状,应立即急诊救治。

③对于部分姑息性支架置入手术的患者,要了解手术的目的,知道支架置入后仍有可能发生心绞痛或心肌梗死,所以要注意及时随诊,要与医生保持密切的联系。

④要注意患者发生心理障碍或抑郁等。

⑤支架置入手术并不是治愈手段,它只是缓解缺血、缓解心绞痛的一种手段,其实全身动脉血管粥样硬化的进程并没有改变。如果说这次这根血管的狭窄扩张开了,但可能紧接着又发生粥样硬化狭窄了,或者说另一根血管又狭窄了,又得放支架。所以说,生活习惯的改变是十分重要的。否则,这边吃着药,那边又胡吃海喝的,早晚还得放支架;为了彻底告别冠心病,不再放支架,那就必须做到:积极参加康复锻炼、节制饮食、基本的药物治疗等。如听医嘱积极参加康复锻炼,那患者就可以告别高血脂、肥胖,甚至可以停止服药治疗。

109. 冠状动脉支架置入术后有何并发症,如何处置

(1)并发症:支架置入术并发症的发生与器材的选择及术者的经验有很大关系,随着器械工艺水平的提高和术者经验的积累,可在很大程度上避免严重并发症的发生。

①支架脱落。详见"第101题"。

②支架扩张不完全。当血管钙化严重、病变部位很硬时,球囊

未能将支架充分扩张，支架没有与血管壁紧密相贴，这可能是造成术后血栓形成、血管急性闭塞的原因，也易引起再狭窄。

③支架边缘内膜撕裂。往往与球囊压力过大有关。

④冠状动脉破裂、穿孔。可能是支架选择过大，或扩张压力过高引起，后果严重，需紧急处理。

⑤其他。侧支闭塞；急性或亚急性血栓形成；晚期冠状动脉瘤形成。

（2）并发症的处置及护理

①出血和血肿。患者出现局部皮下血肿，股动脉或桡动脉穿刺点周围肿胀及皮肤呈青紫色时，行纱布宽胶布加压包扎后，放1千克沙袋压迫，6～8小时后减至0.5千克，24小时取下沙袋，多数2～3日后肿胀减轻。急性心肌梗死支架置入术后患者，如出现穿刺局部较多渗血，立即予局部手指按压止血，更换敷料，重新包扎。患者在拔除鞘管后，因便秘，排便时用力后出现穿刺创口出血时，应及时发现并立即予以按压，之后用弹性绷带加压包扎，沙袋压迫，患者血止后当日每2小时观察穿刺创口1次。同时可给予患者液状石蜡20毫升即刻口服，酚酞片200毫克，每晚睡前口服，以润肠通便，消除出血诱因。嘱患者咳嗽、排便时尽量避免增加腹压用力，如有用力时应压紧穿刺部位。

②假性动脉瘤形成。如股动脉或桡动脉穿刺点附近出现搏动性肿块，听诊有血管杂音，床头超声示假性动脉瘤，应及时在搏动局部按压1小时左右，之后行加压包扎。股动脉穿刺患者术后肢体保持伸直位，并制动，协助患者排尿排便，保证制动效果；桡动脉穿刺患者在压迫止血过程中，应将术侧前臂置于软枕上或用绷带吊于胸前，以保持静脉回流的通畅。

③迷走神经反射。术中出血过多，拔除鞘管时均可引起血管迷走神经反射，有些患者在动脉鞘管拔除后短时间内出现不同程度的胸闷、恶心、出冷汗、表情痛苦等症状，测血压在50～70/20～

40 毫米汞柱,每分钟心率均＜50 次,应立刻给予患者心电、血压监护,去枕平卧位,迅速建立两条静脉通路。一条给予 5％葡萄糖注射液 250 毫升,加多巴胺 100 毫克静脉滴注;另一条给予阿托品注射液 1 毫克静脉推注;如心率仍低于每分钟 50 次时可重复给药,可给予地塞米松注射液 5～10 毫克静脉推注,随时观察血压变化,嘱患者绝对卧床。

④心脏压塞。急性心脏压塞是一种少见而又异常凶险的并发症,患者如出现血压 90/60 毫米汞柱、颈静脉怒张、中心静脉压高于 12 厘米水柱、奇脉、心电图示 ST 段弓背向下抬高,听诊心音遥远、低钝、心界扩大,结合胸部 X 线表现,应考虑出现心脏压塞,应立即报告医生,建立临时抢救小组;同时予以每分钟 5 升高流量面罩给氧,准备气管插管,维持有效呼吸,迅速补充有效循环血量,遵医嘱予以 706 代血浆 500 毫升静脉滴注,5％葡萄糖注射液 500 毫升加多巴胺 200 毫克静脉滴注;立即协助医生进行心包穿刺引流术,密切观察患者的生命体征,对躁动患者固定其肢体,成功置管后,协助医生抽取心包积血,记录血量,当心脏压塞症状缓解后固定引流管,持续心包引流,引流袋应固定于腋中线平面以下,以免反流到心包。

心脏压塞解除后,应严密监护心电、血压,入心脏病监护病房,观察期间,经常询问患者有无胸闷、气促症状,每日抽吸引流液 1～2 次,抽吸后闭管,并妥善固定。协助患者翻身,并经常检查引流管,以免脱落。

110. 中医对支架置入术后再狭窄的机制是如何认识的

支架置入术后再狭窄严重影响了冠状动脉介入治疗的疗效。因此,如何预防冠状动脉介入治疗后再狭窄已成为当前心脏病学研究领域所面临的重要课题之一。鉴于中医药在本病的防治上日益显示出优势,现将近年来中医药对冠状动脉介入治疗后再狭窄机理与治疗研究进展综述如下。

中医学对冠状动脉介入治疗术后再狭窄机制的认识,目前大多数研究将介入治疗术后出现的再狭窄的基本证型归属于血瘀痰阻、气阴两虚证的范畴。邓铁涛教授指出,再狭窄仍属中医学"胸痹"范畴,"标实"是其重要的病机,但要重视正气不足的内在因素,"气不足者,邪必凑之",导致瘀血和痰浊有形之邪的形成,再次闭塞脉络,其中又以血瘀为主,故气虚血瘀为介入治疗术后再狭窄的主要病机。徐浩等通过回归方法对 42 例冠状动脉造影复查患者分析发现,血瘀证的轻重程度是术后再狭窄发生与否的重要影响因素,术前血瘀证积分>25 分患者发生再狭窄的概率远大于血瘀证积分≤25 的患者(再狭窄发生的比数比为 6.5),提示血瘀证积分>25 可考虑作为冠状动脉介入治疗后再狭窄发生的预测因子之一。胡元会等认为,冠状动脉介入治疗术后脉络损伤是再狭窄的一个重要发病环节,脉络损伤,瘀血内停,痹阻心络,终致术后再狭窄。

总而言之,由于心之脉络受损,耗气伤阴,正气不足,可因虚致实;宿痰旧瘀未化,因器械损伤,使瘀血新生,进而出现再狭窄。因此,正气亏虚、痰瘀阻络是术后再狭窄的主要病理基础,也是术后中医康复立法遣方的重要依据。由此认为,活血化瘀为基本治法,益气扶正是重要的辅助治疗。

111. 中医对支架置入术后再狭窄是如何辨证论治的

(1)从活血化瘀论治:目前国内对中医药防治支架置入术后再狭窄的临床报道中,绝大多数是应用活血化瘀类药物。鹿小燕等对 124 例冠心病支架置入患者给予芎芍胶囊进行治疗,随访 6 个月,结果发现芎芍胶囊组支架内再狭窄发生率为 14.0%,对照组支架内再狭窄发生率为 42.0%。芎芍胶囊再狭窄率低于对照组($P<0.05$),显示芎芍胶囊具有很好地防止冠心病支架置入术后再狭窄的作用。李氏等将完成冠状动脉内支架置入术的患者随机分为常规治疗(对照组)和常规治疗加疏血通治疗组(治疗组)。定量冠状动脉造影结果显示,疏血通治疗组血管病变狭窄程度明显轻于常规治疗组,晚期丢失血管内径及其指数显著小于常规治疗组($P<0.05$)。提示疏血通在预防冠状动脉支架置入术后再狭窄中具有一定作用。

(2)从益气活血论治:冠状动脉支架置入术后再狭窄的基本病机为本虚标实,本虚以气虚、阳虚居多,标实以血瘀居多。故补心养虚、扶助正气应是防治冠状动脉支架置入术后再狭窄的重要治法之一。据报道,将成功置入冠状动脉内普通支架的冠心病患者 76 例随机分为两组,对照组 38 例用常规西药治疗,治疗组 38 例在西药基础上加用通心络胶囊。术后 6 个月冠状动脉造影显示,晚期血管内径丢失、管腔面积净获得和再狭窄率,治疗组优于对照组($P<0.05$),通心络胶囊可作为预防冠状动脉支架置入术后再狭窄的药物。麝香保心丸是经优化筛选的苏合香丸、人参苏合丸、苏冰滴丸、冠心苏合丸的处方研制开发的纯中药制剂。全方具有益气通心、芳香温通、活血化瘀、宣痹宽胸之功效。有报道将 176 例冠心病经冠状动脉支架置入术治疗的患者分为两组,对照组用常规治疗,治疗组用常规治疗加麝香保心丸。经治疗半年后,治疗组心绞痛发作人数和临床再狭窄人数上均较对照组显著减少($P<0.005$);冠状动脉造影检查结果再狭窄人数治疗组与对照组相比也明显减少($P<0.005$),表明该药具有良好的抗再狭窄的作用。

(3)从清热凉血论治:于彦等认为冠状动脉支架置入术损伤血

管内膜而引起局部的炎性反应,可能是诱发再狭窄的启动因素之一。受损的局部红、肿、热、痛,相当外科局部受损的热毒证。强调早期以活血化瘀、清热解毒治疗。多用连翘、金银花、赤芍、丹参、红花、山慈姑、郁金、太子参,随症加减。有研究表明,金银花、连翘等清热解毒药能有效地延缓动脉粥样硬化进程,不同程度地影响血管平滑肌细胞生长。农一兵等将冠状动脉支架置入术成功的100 例患者随机分为两组,对照组给予常规西药治疗,治疗组加用凉血生肌中药(生黄芪、丹参、牡丹皮、金银花)2 个月。治疗组心血管事件的发生率为 17.6%,对照组为 37.0%($P<0.05$),表明该凉血生肌中药对再狭窄(ISR)的发生有一定的预防作用。

112. 中医药防治支架置入术后再狭窄的单味药有哪些

(1)川芎嗪:川芎嗪能增强心肌收缩力和左心室功能,有明显、持久的降血压作用,扩张外周血管,降低外周血管阻力,对慢性微循环障碍有明显改善作用;能扩张冠状动脉,增加冠状动脉血流量,改善心肌血氧供应和降低心肌耗氧量;能增加脑血流量,并通过血脑屏障,对急性脑外伤,能减轻脑水肿,改善症状;能改善急性肾衰竭时的肾血流量,保护肾小管再吸收功能;能抑制血小板聚集,延长特异性血栓和纤维蛋白血栓形成时间;有类似胃肠道解痉作用;川芎嗪水煎剂和挥发油均有明显的镇静作用;川芎嗪对放射线照射和氮芥损伤有保护作用。

刘氏等把 165 例接受以支架为主治疗的冠心病患者随机分为川芎嗪组(常规西药加川芎嗪片)63 例和对照组(常规西药)102例,观察 2 组临床症状、心功能状况并复查心电图、超声心动图和检验指标,部分病例行冠状动脉造影复查。经 6～12 个月随访,川芎嗪组再狭窄发生率 41.67%,明显低于对照组的 76.19%($P<$

0.05）。提示川芎嗪具有防治再狭窄的良好的临床效果。

（2）丹参：丹参能扩张冠状动脉，增加冠状动脉血流量，改善心功能，缩小心肌梗死范围；能扩张外周血管，改善外周循环，提高在常压或低压下机体的耐缺氧能力；有抑制血小板聚集，抑制凝血功能和促进纤溶活性作用；对神经系统有镇静和安定作用。

于兆安等对支架置入成功的 82 例冠心病患者随机分为治疗组和对照组，均按常规治疗，治疗组加用丹参片。经 6 个月临床随访，治疗组心绞痛复发 5 例（11.9％），未见发生支架置入术后再狭窄现象；对照组心绞痛复发 21 例（52.5％），支架置入术后再狭窄 9 例，心肌梗死 3 例，两组心绞痛复发率比较，对比差异显著（$P <$ 0.05），表明丹参具有良好的预防再狭窄的作用。

（3）水蛭、水蛭素

①抗血凝作用。水蛭素有防止血液凝固的作用，因此有抗血栓形成的作用。

②溶栓作用。水蛭素有抗血小板聚集和溶解凝血酶所致的血栓的作用。水蛭素是甲醇提取物，在体外和体内均有活化纤溶系统的作用；水蛭的唾液腺分泌物给大鼠静脉注射后有较强的抗栓作用。

③抗血小板作用。水蛭素能抑制凝血酶同血小板结合，促进凝血酶与血小板解离，抑制血小板受凝血酶刺激的释放和由凝血酶诱导的反应。

④降血脂作用。对食饵性高脂血症家兔，每日灌服水蛭粉 1 克/只，无论是预防和治疗用药，均能使血中胆固醇和三酰甘油含量降低，同时使主动脉与冠状动脉病变较对照组轻，斑块消退明显，可见胶原纤维增生，胆固醇结晶减少。

⑤其他作用。水蛭对蜕膜瘤也有抑制作用。低浓度水蛭液对家兔离体子宫有明显收缩作用。水蛭素尚能抑制凝血酶诱导的成纤维细胞增殖及凝血酶对内皮细胞的刺激作用。

周小明等在动物实验研究中发现,给动脉损伤大鼠予水蛭素粗加工提取物灌胃,介入术后 14 日取颈总动脉切片进行病理组织学观察光镜下显示水蛭素对损伤侧血管内膜增生有明显的减轻作用;在另一项研究中还发现,水蛭素可显著抑制兔动脉平滑肌细胞的增殖及其对胸腺嘧啶的摄取,且呈剂量依赖性。

(4)雷公藤:《中国药植志》雷公藤碱、雷公藤定碱及二萜内酯、卫矛醇均有明显的抗肿瘤活性,对小鼠白血病 1210,P388 及人类鼻咽癌均有抑制作用。能使周围小动脉舒张增加血流量,减低外围血流的阻力,改善微循环的阻碍,有活血作用。对多种变态性反应与非细菌性炎症有激素样抗炎作用。在试管中对金黄色葡萄球菌、结核杆菌及皮癣真菌均有一定的抑制作用。水浸液能杀疟原虫及星毛虫与卷叶虫。在机体内能调整免疫功能,增强抵抗力,既影响体液免疫又作用于细胞免疫。

葛氏等观察雷公藤内酯醇涂层支架置入猪冠状动脉后,血管内膜增殖过程中核转录因子、增殖细胞核抗原指数表达的变化,探讨该药物支架对血管内皮的影响。结果显示,术后 12 周雷公藤组血管内膜增生、内膜面积明显小于对照组,电镜显示血管内膜表面的内皮细胞较对照组分布更紧密,排列更整齐,覆盖更完整;药物组核转录因子、增殖细胞核抗原指数表达量显著低于对照组,雷公藤内酯醇涂层支架可抑制猪冠状动脉平滑肌细胞增殖,有效控制局部炎性活动,抑制内膜增殖。临床研究观察雷公藤多苷对 75 例冠状动脉支架置入术后再狭窄的影响,结果提示该药对预防再狭窄有一定的作用。

(5)红花

①对心血管系统的作用。红花有轻度兴奋心脏、降低冠状动脉阻力、增加冠状动脉流量和心肌营养性血流量的作用。红花能改善缺血心肌氧的供求失调,动物实验表明:红花能使麻醉犬的心肌缺血程度减轻,急性冠状动脉闭塞后的梗死范围缩小,心率减

慢,尤其对梗死的"边缘区"有明显的保护作用,可以挽救梗死边缘区濒危缺血心肌,并使心电图 ST 段抬高的幅度显著下降,此作用可能与其降低心肌耗氧量有关。

②对血液系统的作用。红花可使全血凝固时间及血浆(缺血小板)复钙时间显著延长。从红花中分离出的有效成分红花黄色素,具有抑制血小板凝聚,增加纤维蛋白溶解酶活性,抑制体外血栓形成等作用。

③对血脂的作用。多数报告认为,红花油有降血脂作用。口服红花油可降低实验性高胆固醇血症家兔的血总胆固醇、总脂、三酰甘油及非酯化脂肪酸的水平。

④其他作用。红花注射液、醇提取物、红花苷,能显著提高小鼠的耐缺氧能力。红花对缺血缺氧性脑病有保护作用。红花黄色素有镇静、镇痛和抗惊厥作用。红花总黄素亦有免疫抑制作用,能降低血清溶菌酶含量、腹腔巨噬细胞和全血白细胞的吞噬功能。

⑤红花注射液具有活血化瘀,消肿止痛功效。主要用于治疗闭塞性脑血管疾病、冠心病、心肌梗死、脉管炎;对高脂血症、糖尿病并发症、月经不调、类风湿关节炎等有辅助治疗作用。对抗凝血,抑制血栓形成,明显改善血液流变学。对缺血再灌注(心脏、肝脏、血管壁)的保护作用。抑制血管内皮细胞过度增殖,稳定血管内膜,治疗血管增殖性疾病。

113. 中药防治冠状动脉支架置入术后再狭窄的方剂有哪些

血府逐瘀汤

处方:桃仁 12 克,红花 9 克,当归 9 克,生地黄 9 克,川芎 4.5

克,赤芍6克,柴胡3克,枳壳6克,牛膝9克。

功效:活血化瘀,行气止痛。

用法:每日1剂,水煎,分2次服用。

作用

●改善微循环,抗休克作用。对微循环作用的观察表明,消化道给药后,能明显改善由高分子右旋糖酐造成的大鼠急性微循环障碍,并可防止由于微循环紊乱而致的血压急剧下降。证明本方有活血化瘀,改善微循环,增加组织器官血流灌注量的效应。

●凝血作用和抗凝作用。本方静脉制剂在试管内有缩短复钙时间、凝血酶原和凝血酶凝固时间,对血小板有解聚作用,并能复活肝脏清除能力。

应用:于蓓等对支架置入术成功的冠心病患者在常规服用西药的同时加服血府逐瘀浓缩丸6个月追踪观察发现,用药组患者各项血瘀症状均较对照组明显改善,心绞痛复发率和冠状动脉造影复查显示再狭窄的发生率均明显低于对照组。同样剂量的药物用于经皮冠状动脉腔内成形术后患者,结果显示用药后血瘀症候积分值较治疗前明显下降,用药组心绞痛复发率明显少于常规西药治疗组。说明血府逐瘀汤能有效地预防经皮冠状动脉腔内成形术或支架置入术后的再狭窄。

补阳还五汤

处方:黄芪125克,当归尾3克,赤芍5克,地龙3克,川芎3克,红花3克,桃仁3克。

功效:补气,活血,通络。

用法:每日1剂,水煎,分2次服用。

作用

●对血液流变学的影响。中风患者血液处于"黏、浓、凝、聚"的倾向,运用本方后,能增加血小板内环磷酸腺苷的含量,抑制血小板聚集和释放反应,抑制和溶解血栓,以改善微循环,促进侧支循环。

●对心、脑血管系统的药理作用。补阳还五汤静脉注射,有缓慢、持久的降压作用,对麻醉家兔能显著地增强心肌收缩幅度,反映心肌耗氧量的心肌张力时间指数显著降低,心肌营养性血流量明显增加。

●对免疫功能的影响。补阳还五汤能使免疫功能低下小鼠的免疫器官重量增加,提高巨噬细胞吞噬功能,表明本方具有增强机体免疫功能的药理学基础。

应用:谢全锦等将补阳还五汤制成消栓口服液给经皮冠状动脉腔内成形术后家兔灌胃,术后 7 日治疗组血小板生长因子受体信使核糖核酸表达较对照组明显下调,术后 30 日兔胸主动脉内膜厚度明显小于对照组,主动脉内皮血小板生长因子受体信使核糖核酸呈明显的浓度梯度分布。提示补阳还五汤可通过抑制血小板生长因子受体信使核糖核酸而降低血管壁的病理性增殖,起到防止再狭窄发生的作用。

芎芍胶囊

处方:川芎、芍药。

功效:活血化瘀,理气行滞。

用法:每次 2 粒,每日 3 次,口服。

应用:徐浩等将芎芍胶囊用于西药常规治疗的经皮冠状动脉腔内成形术或支架置入术患者,结果术后 6 个月用药组患者心绞痛和再狭窄复发率及血瘀证积分值显著低于西药常规治疗对照组。说明芎芍胶囊是通过减轻血瘀证的程度来影响再狭窄的发生。支架置入术后服用芎芍胶囊能够降低再狭窄事件的发生率。

经过北京中日友好医院等多家医院的多中心、双盲随机大样本的临床观察,证明芎芍胶囊可有效预防冠心病介入治疗后再狭窄形成,为预防再狭窄这一国际难题提供了一个有效的中药干预方法;治疗冠心病心绞痛的临床研究表明,芎芍胶囊可显著减少心绞痛发作,改善心电图心肌缺血改变,同时具有保肝降脂作用。

逐瘀益心汤

处方:赤芍、郁金、全瓜蒌、党参各 15 克,川芎 12 克,丹参 20克,白檀香、薤白各 6 克,枳壳 10 克,炙甘草 9 克。

功效:活血祛瘀,行气止痛,益气养血,养心安神,通经复脉。

用法:每日 1 剂,水煎,分 2 次服。

应用:陈慧等给予逐瘀益心汤治疗冠心病支架置入术后再狭窄患者,结果治疗组总有效率占 96%,对照组总有效率占 86%,两组比较有显著差异($P < 0.05$)。提示逐瘀益心汤通过活血化瘀,益气扶正等作用,可以改善和预防血管内膜增生,从而治疗支架内再狭窄。

114. 中药防治冠状动脉置入术后再狭窄的针剂有哪些

在临床工作上,对施行冠状动脉支架置入术后患者在服用西药防治冠状动脉再狭窄基础上,辅以中药针剂治疗,可活血化瘀,疏通经络,对改善血黏度,降低血脂及解除小动脉痉挛,改善和减轻冠状动脉再狭窄有良好的协同作用,同时可降低血压,调理血脂,预防冠状动脉介入治疗术后并发症的发生。笔者在多年的临床工作中总结出的有较好疗效的治疗心血管系统疾病的经验方剂如下。

心血管病组方 1 号注射液

主要成分:5%葡萄糖注射液 250 毫升,复方丹参注射液 20 毫升,黄芪注射液 20 毫升。

功能:活血化瘀,疏经通络,扩张血管,养心通脉,改善微循环。

用途:适用于冠心病、心绞痛、高脂血症、高黏血症及高血压等的治疗。可用于慢性肾炎、肾病综合征的治疗。亦可作为心血管疾病的保健用药,每年的入冬前可用 1 个疗程,以预防冬季心血管疾病的复发与发生。

用法:成人每日静脉滴注 1 次,14～21 日为 1 个疗程;也可与心血管病组方 2 号注射液交替使用。

心血管病组方 2 号注射液

成分:5％葡萄糖注射液 250 毫升,川芎嗪注射液 80～160 毫克,黄芪注射液 20 毫升。

功能:活血化瘀,扩张小动脉,改善微循环,抗血小板聚集;也有降低血肌酐、尿素氮,改善肾功能作用。

用途:适用于闭塞性脑血管疾病,如脑供血不足、脑血栓形成、脑栓塞、高血脂、高血压,以及其他缺血性血管疾病,如冠心病、脉管炎等;也可用于慢性肾功能不全、慢性肾炎、肾病综合征等疾病的治疗;亦可作为心血管疾病的保健用药,每年的入冬前可用 1 个疗程,以预防冬季心血管疾病的复发与发生。

用法:成人每日静脉滴注 1 次,14～21 日为 1 个疗程;也可与心血管病组方 1 号注射液交替使用。

心血管病组方 3 号注射液

成分:5％葡萄糖注射液 250 毫升,脉络宁注射液 20 毫升。

功能:清热养阴,活血化瘀,改善微循环。

用途:适用于血栓闭塞性脉管炎、脑血栓形成及后遗症、高脂血症、高血压、多发性大动脉炎、四肢急性动脉栓塞症、糖尿病性坏疽、静脉血栓形成及血栓性静脉炎等;亦可作为心血管疾病的保健用药,每年的入冬前可用 1 个疗程,以预防冬季心血管疾病的复发与发生。

用法:成人每日静脉滴注 1 次,14～21 日为 1 个疗程;也可和心血管病组方 1 号注射液或 2 号注射液交替使用。

心血管病组方 4 号注射液

成分:5％葡萄糖注射液 300 毫升,复方丹参注射液 20 毫升,清开灵注射液 20 毫升。

功能:清热解毒,活血化瘀,化痰通络,醒神开窍。

用途:适用于心绞痛、心肌梗死、高血压、脑中风后遗症等;也可用于慢性支气管炎、支气管哮喘、肺气肿、肺心病等患者。

用法:成人每日静脉滴注 1 次,14～21 日为 1 个疗程。

心血管病组方 5 号注射液

成分:5％葡萄糖注射液 250 毫升,血塞通注射液 0.2～0.4 克。

功能:活血化瘀,通脉活络,降低血黏度。

用途:可用于中风偏瘫,瘀血阻络证;动脉粥样硬化性血栓性脑梗死、脑栓塞、高血压、视网膜中央静脉阻塞见瘀血阻络证者;亦可用于紫癜性肾炎、免疫球蛋白 A(IgA)性肾病及其他以血尿为主的肾脏病患者。

用法:成人每日静脉滴注 1 次,14～21 日为 1 个疗程;也可与心血管病组方 1 号注射液或 2 号注射液交替使用。

心血管病组方 6 号注射液

成分:5％葡萄糖注射液 250 毫升,丹红注射液 20～40 毫升。

功能:活血化瘀,通脉养心,降低血黏度。

用途:可用于冠心病,心绞痛,心肌梗死,瘀血型肺心病,缺血性脑病,脑血栓,高血压;亦可作为心血管疾病的保健用药,每年的入冬前可用1个疗程,以预防冬季心血管疾病的复发与发生。

用法:成人每日静脉滴注1次,14～21日为1个疗程。

心血管病组方7号注射液

成分:5%葡萄糖注射液250毫升,灯盏花素注射液40～50毫克。

功能:活血化瘀,通络止痛。

用途:用于治疗心脑血管病,如闭塞性血管疾病、高血压、脑血栓、脉管炎、冠心病、心绞痛等;亦可用于缺血性脑血管病的急性期、恢复期及后遗症,如脑供血不足、脑血栓等导致的瘫痪、痴呆及中风等;亦可用于慢性肾炎的治疗。

用法:成人每日静脉滴注1次,14～21日为1个疗程。

心血管病组方8号注射液

成分:5%葡萄糖注射液250毫升,疏血通注射液40～50毫克。

功能:活血化瘀,通经活络。

用途:适用于瘀血阻络所致的缺血性中风,冠心病,心肌梗死冠状动脉介入治疗术后的再狭窄。

用法:静脉滴注,每日1次,14～21日为1个疗程。

115. 冠状动脉不同的支架置入后再狭窄的情况一样吗

蔡卫东、李晓鲁《研究冠状动脉不同的支架置入术后再狭窄的情况》共选择186例支架置入术患者,根据支架不同对其临床资料及造影结果进行分析研究。药物支架的冠状动脉造影复查再狭窄率比裸支架的明显降低;术后有可疑心绞痛症状者支架内再狭窄率高于无症状定期随访者;对糖尿病患者而言,药物支架和裸支架相比,冠状动脉造影复查药物支架者再狭窄率明显降低。对需要冠状动脉支架置入术患者来讲,应用药物支架再狭窄率明显降低,尤其是糖尿病患者使用药物支架后更安全。

大量研究表明,糖尿病是影响冠状动脉介入治疗效果的重要因素,糖尿病患者支架内再狭窄和支架血管闭塞发生率均高于非糖尿病患者。本研究观察合并糖尿病的 47 例中,有 31 例置入药物性支架,其中有 5 例发生再狭窄,再狭窄率为 16.1%;而置入裸支架的 16 例中出现再狭窄的有 7 例,支架内再狭窄发生率为43.8%。结果表明:虽然糖尿病患者支架再狭窄率高于非糖尿病患者,但对这类人群而言,置入药物支架仍为较好的选择,提示糖尿病依然是支架内再狭窄的重要预测因素。

116. 冠状动脉支架置入术后患者出现心前区不适的原因及处理方法有哪些

(1)支架作为异物撑张在冠状动脉内,犹如安装义齿的患者一样会有不适感,再加上患者心理上过度紧张而出现心前区疼痛、不适,但与术前心前区心绞痛完全不同,心电图、心肌酶谱均正常。这种症状是经皮冠状动脉内球囊扩张术及冠状动脉支架置入术后常见的临床表现,不必过虑,短期可消失。

(2)术后并发急性血管闭塞,冠状动脉内血栓形成或急性心肌梗死,一般需要急诊冠状动脉造影确诊及急诊经皮冠状动脉腔内成形术。

(3)术后卧床时间较长可能出现腰痛、腹部胀气、周身不适,下床后双下肢无力等。经局部按摩、床上活动及下床后逐渐加强运动等即可完全缓解。部分患者不习惯于床上大小便,应于术前练习床上排便,尽量不导尿,以防止泌尿道感染。

117. 冠心病支架置入手术后的应急处理事项有哪些

冠心病患者在支架置入术后会出现不同程度的反应,要求医生要及时对这些反应进行处置。

(1)穿刺部位轻微疼痛:不用紧张,这是置入支架患者术后的通常现象。

(2)胸部不适感:除外心肌缺血后可以继续观察外,大多数症状短期内可自行缓解。

(3)腹胀、腰痛、恶心呕吐、排尿困难、失眠等症状:可能与活动受限、使用造影剂有关,经处理1~3天可缓解。

(4)穿刺部位出现皮下瘀斑或硬结:如发现穿刺处硬结突然增大,压之疼痛明显,此时需立即通知医生,重新压迫包扎止血,再平卧12~24小时,必要时还需停用部分抗凝药。

(5)出血:支架置入后不明原因的心慌、出汗、乏力和面色苍白、心率增快、血压降低都应考虑出血的可能,应立即通知医生。既往有消化道溃疡的患者,术前一定要尽可能提供给医生相关信息,便于医生选择治疗方案、调整药物剂量。

(6)药物过敏:表现为眼部发痒、皮疹、皮肤潮红、皮肤瘙痒等轻型症状,经过一般脱敏治疗就可控制。

118. 如何认识冠状动脉支架置入术的误区

(1)血管里装个支架会移动或跑掉:实际上这种担心完全是多余的。支架的放入过程是用十几个大气压的压力把支架紧紧地贴在血管壁上,经过一段时间,血管的内皮细胞会攀爬到支架上,把支架完全覆盖,这个支架就像长在血管里一样,变成自己的东西了,不会移动或跑掉的。

(2)放了支架冠心病就治愈了,就可以高枕无忧:冠心病是一种慢性病,是很多因素,如吸烟、肥胖、缺少运动及不健康的生活方式等,长期累积导致血管内斑块形成,加上合并高血压、高血糖、高血脂等疾病,血管很容易再有斑块,放支架也只是解决局部血管狭窄严重的部位,不可能把所有血管都放上支架。所以,冠心病患者不但要在生活方式上严格要求,还要长期服药以控制血压、血糖、血脂,要求终身服用阿司匹林。

(3)放了支架就成了废人,什么活都不能干了:这种认识是错误的。支架置入术后的患者完全不用背上如此沉重的思想负担。在冠状动脉里放支架是为了改善心肌供血,为了耐受各种运动对心脏供血的需求,当然不是废人,相反是为了更好地像普通人一样的生活。

(4)冠状动脉造影和放支架到万不得已才做:一般冠状动脉造影检查都是针对怀疑冠心病患者的,是诊断冠心病的金标准,是目前任何检查技术都取代不了的。由于冠心病的很多症状不典型,会有很多误诊误治,所以为了明确诊断和治疗,及早做是很有必要的。对于冠状动脉造影正常者,就可以排除该疾病;对于冠状动脉造影有问题但不需要放支架的患者,可使之知道疾病的严重程度,要严格控制各种危险因素,延缓或阻止病变的进一步发展;对于冠状动脉病变较重者,通过放支架能起到有效的治疗作用。

(5)对冠心病过度恐惧,盲目要求医生放置血管支架:心脏支架置入术有其相应的适应证,应在医生指导下根据病情科学选择治疗方法。

119. 支架置入术后的十大保健要点是什么

冠状动脉支架置入术后恢复的时间通常需要 4 周左右,这期间和以后,有些注意事项必须遵守。

(1)饮食:通常需要增加热能、蛋白质及维生素的摄入,通过膳食治疗控制高脂血症是一项长期的任务,只有控制高脂血症才能预防和减缓冠状动脉术后再堵塞。

(2)锻炼:开始行走的速度、步伐以自己能够耐受为准,一天多散步几次,比一次长距离散步更有益一些。在运动和锻炼的过程中,如果出现胸痛、气短、哮喘和疲劳,应立刻停止。在完全恢复体力之前,疲劳是不可避免的,活动时会感到自己的心脏跳动非常快,但只要心跳<120 次/分,这是正常的,不要有顾虑。

(3)术后复查:通常定在术后 3～6 个月。

(4)体温,伤口的保护和处理:术后体温超过 38℃应及时与医师联系。术后数周如果穿刺部位出现较严重的疼痛、红肿,以及有分泌物从伤口中流出,应尽快去医院就诊。

(5)休息时和坐位时抬高下肢,以减轻腿部的不适或肿胀;如果股动脉穿刺处不适可局部热敷。但是,如果穿刺处疼痛严重并一直存在,最好到医院就诊。

(6)姿势和体位:睡眠时应尽量保持平卧位。当身体直立或坐位时,胸部应尽可能挺起,将两肩稍向后,如果没有在此恢复阶段保持正确的姿势,当挺起胸站直的时候,患者会感到胸部有被勒紧的感觉。

(7)访问、待客、工作:术后头几天尽量避免探视、吵闹,避免与感冒及其他有感染征象的人接触。在出院 8 周以后,可以和医生讨论重返工作岗位的问题,因病情、体能、恢复状况及工作时间和紧张程度不同,必须综合加以考虑。

（8）情志：保持良好的心态，遇事不生气，不发脾气，喜怒哀乐应自控。

（9）药物治疗：患者要知道每一种药物的名称和外表；按照医生的嘱咐，按时服用药物；切勿在未得到医生准许下，加用或停用药物；请将服药期间的任何不良反应告诉医生，有些药物存在轻微的不良反应，随着时间的推移不良反应会逐渐消失，但有些可能持续存在，请勿忽略。

（10）吸烟与饮酒：吸烟应绝对禁止。适量饮酒是可行的，但对有糖尿病、高三酰甘油或心功能差的患者，要完全避免饮酒。

120. 冠状动脉置入支架后能"一劳永逸"吗

专家客观评价道：冠状动脉置入支架的疗法，代替了部分心脏外科搭桥手术，的确能减少患者的创伤和痛苦。但支架并非万能，在心脏置入支架是不得已的治疗手段，术后病因仍无法解除。支架置入治疗之获益是建立在药物治疗和生活方式改变基础上的，如果没有这两个基础做保障，术后患者的危情仍会"此伏彼起"。因此，除了遵医嘱继续服药之外，术后患者更要着手培养并保持良好的生活方式。冠心病患者应谨记：支架置入术后的治疗和生活方式调养绝对不能停！

吴伟教授举例说：65岁的刘伯患冠心病已多年，一年前经常出现心绞痛，后来在某大医院做了支架置入治疗。冠状动脉中放了2个药物涂层支架后，刘伯的心绞痛症状得到明显改善。出院时，医生又给开了些药，但刘伯觉得没有什么不适，吃药"有点多余"，于是经常吃吃停停，后来也就干脆不吃了。而平日里，刘伯在跟亲友的聚会宴饮中比过去"更放得开了"，以为"能吃就是福"，每次都讲究吃好喝好，尽兴而归。岂知不到一年，刘伯的心绞痛再次发作，而且发生的频率越来越高，到医院一查，冠状动脉已出现血栓并发展成严重的心肌梗死。

吴伟教授告诫大家：支架并非万能，术后病因仍在，这样的病例其实不少见。临床上，他经常遇到一些冠状动脉支架置入术后仍需"回炉"的患者。据介绍，目前，在冠状动脉介入治疗中用得较多的是药物涂层支架，在血液的冲刷和溶解作用下，药物不断从支架表面洗脱以发挥作用。由于它具有靶向性好、药物在局部组织中浓度高、全身不良反应小的特点，已成为目前公认的最有前途的介入治疗之一。正因如此，不少术后无不适症状的患者误认为体内已经有能够"源源不断"释放药效的支架存在，因此便可"一劳永逸"，不再吃药。"这是误解！支架手术并非万能。"因为支架上的药物在抑制平滑肌细胞增生、减轻血管再狭窄的同时，不可避免地延缓了内皮对支架的完全覆盖，导致晚期支架贴壁不良、载体或金属局部出现过敏性血管炎，成为晚期血栓形成的诱因。因此，即使是采用药物涂层支架介入治疗，术后仍必须服用一年的氯吡格雷，并终身服用阿司匹林等药物以抗血栓，积极预防其他血管段的粥样硬化和狭窄病变。

121. 冠状动脉支架置入术后能管多少年

冠状动脉支架为金属支架，一旦送到冠状动脉狭窄部位撑开后就紧贴血管平滑肌，但需要服用药物维持治疗，预防血管内再狭窄 保护好的话，支架一般可以用 10～15 年，或更长时间。

122. 冠心病支架置入术安全吗

随着医疗水平的提高，设备和技术的不断发展进步，介入治疗的操作成功率已经达到 95% 以上，各种并发症的发生率在 5% 以下，其中冠心病支架置入术的严重并发症更低于 1%。自从药物涂层支架的问世,使得支架内再狭窄的发生率下降了至少20%,支架内血栓比例与金属裸支架相似,大约不到1%。总体来说,冠状动脉支架置入术治疗是安全有效的。

那么,选择置入位置是否也影响冠心病支架置入手术的安全性?从手术过程看,无论经手臂桡动脉途径,还是经大腿股动脉途径,手术操作导致的并发症几率非常低,特别是在有完善设备的较大医院和导管室,由有经验的手术医师进行手术,安全性是有保证的。

但是需要提醒的是,冠状动脉支架置入术作为有创的诊断治疗手段,还是有一定风险的。每一个患者的自身条件和身体状况不同,病情变化等诸多因素有时在术前是难以预测的。因此,在进行冠心病支架置入治疗前一定要充分了解手术的风险和相关并发症。

123. 支架置入体内是否会塌陷、移位或生锈

冠状动脉置入支架一般采用的都是不锈钢合金材料,具有很强的支撑力、耐腐蚀和塑形记忆功能,因此不会生锈和塌陷。在冠状动脉置入术中操作扩张支架时所给予的高压力超过汽车轮胎压力的6～8倍,使冠状动脉支架紧紧地镶嵌于冠状动脉壁上,因此也不会移位。

124. 冠心病置入支架后可能出现哪些症状

(1)术后可能出现心前区不适或疼痛,原因可能为:支架作为异物撑张在冠状动脉内,犹如安装义齿的人一样会有不适感,加上患者心理上过度紧张而出现心前区疼痛不适,但与术前心绞痛完全不同,心电图和心肌酶谱正常,短期内可自愈。术后如并发急性

血管闭塞,冠状动脉内血栓形成或急性心肌梗死,此种情况需要急诊冠状动脉造影确诊及急诊再次介入治疗才能治愈。

(2)还可出现腹胀,腰痛,恶心呕吐及失眠等症状,一般 1～3 日就会消失。

(3)出现以下几种情况,可能是术后心脏病发作的报警信号。

①胸部不适。有心前区不适,伴有胸痛、胸闷或咽部紧缩感,持续数分钟,或者反复出现。

②疼痛可向左肩背部、无名指、小手指、颈部、下颌放射及胃部不适。

③呼吸短促、憋气,多伴随有胸部不适,且多在胸部不适之前发生。

④突然出冷汗、恶心或头晕、头痛,甚至晕厥等。

患者如出现胸部不适,尤其是有一种或者更多的其他症状,应在 5 分钟之内立即拨打急救电话,立即去医院急诊。拨打急救电话通常是挽救生命、获得迅速救助的最快途径。

125. 冠状动脉支架置入术后为什么还需要复查

患者置入支架只是治疗的一部分,并没有根治冠心病。首先,由于冠状动脉粥样硬化是一种弥漫性病变,置入治疗仅处理直径狭窄超过 70% 的血管,而没有处理轻中度的病变,患者仍然有再次发生心绞痛、心肌梗死的可能;其次,成功介入治疗存在一定的复发率,已经疏通的血管仍然有再次狭窄的可能。因此,介入治疗术后适时冠状动脉造影复查还是十分必要的,尤其是那些合并糖尿病、多支冠状动脉病变和存在临界病变患者,可以评估疗效并指导今后的治疗策略。复查时要结合临床症状,如果仍有典型症状发作,建议复查冠状动脉造影;如果病情稳定,可以每半年复查血脂、血糖、超敏 C 反应蛋白、心电图等;如果有心肌梗死,每半年查一次心脏彩超。此外,因为半年到 1 年有可能出现再狭窄,可以考虑先做一个冠状动脉多排螺旋 CT,如果没问题,就不用做造影了;如果有再狭窄,最好再复查造影,以决定进一步治疗方案。

126. 冠状动脉支架置入术后患者再次出现胸痛时应怎样处理

患者在术后有时有胸闷、针刺样疼痛等不适感,此种不适与患者原有的心前区痛不同,可能与手术及支架对血管的轻度损伤有关,一般术后 2 周消失。但若症状出现在 1 个月以后,且心前区疼痛的性质与术前相同,呈劳力性发作,则应立即到医院就诊,并进行冠状动脉造影复查,此时的症状提示被扩张的血管术后可能发生了再狭窄,或有新的血管病变形成。此时根据具体情况,可对再狭窄进行激光介入术治疗或旋切术介入治疗,必要时行冠状动脉搭桥术处置。

127. 对冠状动脉支架置入术患者如何进行健康教育

冠心病患者,特别是急性心肌梗死患者的心理压力较重,由于剧烈的心前区疼痛、濒死感及对手术程序、手术效果的不了解,多表现为紧张、恐惧、急躁、焦虑等,这种不良反应的心理可增加心肌耗氧量,使病情进一步恶化,所以应进行术前、术后的健康教育。

(1)手术前的健康教育

①建立良好的心理支持系统,守护、安慰患者,激励其说出心理感受,减轻患者的心理压力。

②详细解说手术的目的、意义、方法,使患者对疾病和手术有较全面的了解,并向患者介绍病区中已经接受此手术患者的治疗

及治疗效果,以减轻其焦虑恐惧心理。同时嘱患者绝对卧床休息,保持大便通畅。护送患者到导管室,患者避免用力,以降低组织代谢和心肌耗氧量,防止病情加重。

（2）手术中的健康教育:向患者介绍手术医生、导管室的环境和各种抢救器械,给患者以安全感。在手术过程中,尽量有人陪伴在患者身边,用轻柔的语言与之交流,分散其注意力,使患者身心完全放松;经常询问患者有无不适,密切观察其心率、心律、血压的情况,及时发现病情变化。

（3）手术后的健康教育

①由于支架是一种金属异物,血液中的血小板和纤维蛋白质在支架处沉淀,形成血栓。为了防止支架内血栓形成,除了术中常规应用肝素外,术后必须行全身肝素化治疗。因此,向患者详细讲解抗凝治疗的必要性和危险性及出血的症状和体征,如有无皮下出血,静脉注射穿刺针眼有无瘀斑,有无牙龈出血、血尿、黑粪,女性患者注意有无经量过多、淋漓不止、经期过长,如果患者需要看牙病时应向医生说明自己正在接受抗凝治疗。

②半年内每月复查 1 次,半年后 3～6 个月复查 1 次,以便及时调整药物用量,及时发现并发症,及时处理。

③指导患者戒烟、酒,避免情绪紧张、激动,注意饮食,减轻体重,积极控制高血糖、高血压及高脂血症等危险因素,减慢冠状动脉粥样硬化,这对支架置入术的效果是非常有益的。对急性心肌梗死行急诊冠状动脉成形术及支架置入术的患者,应实施有目的、有计划的健康教育,是手术成功、预防并发症的有效方法。

通过对急性心肌梗死施行急诊冠状动脉支架置入术患者实施系统的健康教育,可提高患者自我保护意识和能力,以及接受治疗护理的顺应性,降低并发症的发生频率,缩短平均住院天数,降低医疗费用,改善护患关系,减少医疗纠纷,提高患者对护士的满意率,使以患者为中心的整体护理理念得到充分体现,进一步提高整体护理质量。

128. 冠状动脉支架置入术后如何调养

（1）心脏血管支架置入术后第一年是关键，因此需要注意做好两件事情。有可能再次慢性狭窄，但这不会造成致命影响，最多是患者胸痛，再放支架或做个搭桥。对于使用药物支架的患者，1%左右会出现血栓，从而导致心肌梗死，所以要在一年之内把血栓的概率降到最低，需要服用阿司匹林和氯吡格雷一年。除支架本身以外，需要预防冠状动脉其他部位出现狭窄新问题，所以支架术后一定要注意长期预防。预防的措施包括长期服用降血脂药，保护血管内皮功能，延缓其他斑块的进展等。糖尿病患者应多吃蔬菜水果，控制主食，忌暴饮暴食，增加运动，减轻体重，血糖就会得以控制；要控制高血压，最简单的方式就是要坚持吃药；不良的生活习惯一定要改变，如戒烟，酒尽量少喝一点，饭量要减，饮食要清淡，肉类越少越好，鸡蛋黄最好别吃，多吃淡水鱼，喝点牛奶，多吃蔬菜。经过多年的不懈努力，血液会很干净，血管斑块会很稳定，也会获得一个长期健康的身体。

（2）不少患者认为，做了冠状动脉支架置入术，而且用了价钱贵、质量好的进口支架，就等于让心脏进了保险箱，万事大吉，一辈子也不用担心了。其实，支架进口与否并不重要，不论支架怎么改进，解决的只是一段血管的问题，并没有"断根"。所以，即使投了"保"，但术后维护做不好，保险也可能随时失效，因此定期投保才能保证最大收益。出院后患者需要定期回医院复诊，到术后随访门诊处或负责您手术的医生处，进行体格检查和必要的辅助检查。医生可以根据动脉是否通畅，决定是否调整药物用量与种类，以达到最佳的疗效。另外，手术后如果感觉到又出现类似术前的一些症状，不要忽视，应该尽快去医院检查。

出院后的 1 个月、3 个月、6 个月、9 个月、1 年是随诊的关键时间点。此外，超过 40 岁的患者应坚持每年检测血脂、血压、肝肾功能、肺部 X 线、心电图。

（3）支架置入术仅仅解决了一小段血管的问题，而不是全部解决了其他冠状动脉粥样硬化问题。如果高血压、高血脂、高血糖等因素仍然存在，仍会对血管内壁造成损伤，因此有高血压、高血脂、糖尿病的患者需要在支架置入术后坚持长期服药。

"坚决不能少"的 3 类药，即阿司匹林、氯吡格雷和他汀类。置入体内的支架确实能保障在一段时间内这段血管不再狭窄，但与此同时也不可避免地对血管内皮有轻微损伤，损伤的内皮会沿着支架重新长起来。此时，血小板又开始聚集在一起，在损伤的部位形成血栓，可能再次堵塞血管。所以，要用抗血小板药物来预防这种情况的发生。患者应尽早在服用阿司匹林的基础上使用氯吡格雷，通常需要持续使用至少 12 个月，以有效防止缺血事件发生。随着药物涂层支架术后晚期血栓形成的报道增多，可以考虑延长服用氯吡格雷超过 12 个月。他汀类是降脂药，对患冠心病的患者而言其作用不只在于降脂，更重要的是稳定斑块，延缓动脉粥样化的进展。

冠状动脉支架置入术后患者因长期服用抗血小板药物，有可能导致出血。因此，要注意观察有无大便发黑或者皮肤出现瘀斑，一旦发现及时咨询医生。

（4）"视情况而定"的 5 类药，即 β-受体阻滞药、血管紧张素转化酶抑制药、血管紧张素 II 受体拮抗药、硝酸盐类、非二氢吡啶类钙离子拮抗药。这些药主要是根据心脏的形态，冠状动脉痉挛等情况而具体应用的。

（5）吸烟喝酒、大吃大喝、久坐不动是很多冠心病患者的生活方式。如果放了支架，这些坏习惯还不改，要不了多久，血管还会再堵。

①绝对戒烟。吸烟会加速血小板凝集,引起心肌缺血,导致支架置入部位内膜再狭窄。一项国外研究资料显示,冠状动脉支架置入手术后 30～50 岁的吸烟男性的冠心病复发率高出不吸烟者 3 倍。因此,冠状动脉支架置入手术后,建议冠心病患者戒烟。

②适量运动。手术后 2～3 个月患者可以开始适当运动,但要注意循序渐进。运动前一定要征求医生意见,确定运动量和运动时间。相对安全的形式是散步(每次 20～30 分钟,每周 5 次),其他锻炼项目还有太极拳、健身操等,可根据患者具体情况选择。冬天活动时要注意保暖。脉搏超过 110～120 次/分钟,就应该立即停止运动。如果出现胸闷要立即含服硝酸甘油,并停止运动一段时间。

③改变饮食习惯。记住饮食"四忌":忌多吃高脂肪、高胆固醇食物,如动物油、动物内脏等;忌含糖食物;忌高盐食物,钠能增加血浆渗透压,造成体内水钠潴留,促使血压升高;忌饮食过多过饱、暴饮暴食。

(6)支架没有绝对的"使用期"或"寿命",有的支架会伴随人的后半辈子,但有些支架在短时间内就失去了应有的作用。一方面,支架附近损伤的血管内皮可能诱发血小板堆积,再次形成血栓,阻塞血管。另一方面,置入支架后保养的好坏,也会直接影响患者是否需要"返修"——再次放置支架或做心脏搭桥手术等。尤其是合并有糖尿病的患者,不注意术后保养,复发率是 10%,高脂血症患者则会达到 20%,甚至 30%。

支架置入术后如果出现下面情况,可能提示支架作用失效。首先是再发心绞痛,大多表现为活动后出现胸部不适感或者胸痛,最可能的原因是支架内发生再狭窄。其次是再发心肌梗死,通常表现为持续时间较长或者较严重的胸痛,可能的原因是支架内血栓形成。一旦出现上述症状,需要及时到医院就诊,并接受相应的治疗。此外,如果是出现新的血管病变,也会有类似症状,需要及时就医,最好再做一次冠状动脉造影检查,确定新的病变部位。

129. 为什么说冠状动脉支架置入术后要重视保养

冠心病患者置入支架并非一劳永逸,也并非"疾病治愈",仍应进行规范的药物治疗,以防冠状动脉支架发生再狭窄。目前,依然有不少冠心病患者因为这样那样的原因,过早停药或不规则用药,最终不得不承受病情复发或加重的后果。

(1)要保护好支架:冠状动脉支架由金属制成,置入后不能取出,需终身携带,且有发生血栓的危险,故支架置入术后必须进行抗血小板治疗,以防血栓形成。尤其在置入早期,常需使用双重抗血小板治疗。美国心脏病协会推荐:置入金属裸支架的患者需每日服用阿司匹林 162～325 毫克,至少 1 个月,然后以每日 75～162 毫克的剂量无限期维持服用;同时每日服用氯吡格雷 75 毫克,至少 1 个月,最好 1 年。置入药物涂层支架的患者需每日服用阿司匹林 162～325 毫克,至少 3～6 个月,然后以每日 75～162 毫克的剂量无限期维持服用;同时每日服用氯吡格雷 75 毫克,至少 1 年。

(2)要预防新病变:对冠心病患者而言,置入支架并非"一劳永逸"。支架能处理的仅仅是发生了严重狭窄的病变,并不能改变冠心病本质。若不积极干预,冠状动脉其他部位依然可以发生狭窄和堵塞,导致心肌缺血或心肌梗死。为避免病变进展,患者应努力做到以下两点:一要调整生活方式,包括戒烟、合理饮食、适当运动、生活有规律、避免过度劳累或过度紧张等;二要积极治疗高血压、糖尿病和高脂血症等疾病,按时服药,定期检查。不少患者担心长期服药会有不良反应,如阿司匹林可能导致或加重胃溃疡,他汀类降脂药可能导致肝损害等,但只要合理使用、定期监测,发生不良反应的概率是非常低的。

130. 糖尿病患者置入支架后如何保养

在第十九届长城国际心脏病学会议上,糖尿病患者合并冠心病进行冠状动脉支架置入术后血糖控制成为专家们讨论的热点。就此,中国医科院阜外心血管医院吴永健教授表示,糖尿病患者冠状动脉支架置入治疗术后必须进行严格的血糖管理,包含血糖异常的发现和评估及血糖异常的处理。对于冠心病患者,即使对已存在的病变进行了成功的支架置入治疗,血糖控制问题依然要引起足够的重视。

(1)合并糖尿病的冠心病患者冠状动脉支架置入术面对许多难题:吴教授表示,冠状动脉支架置入术对于缓解因冠状动脉严重狭窄造成的心肌缺血无疑是有积极作用的,在药物治疗基础上,包括抗血小板凝集和降脂治疗,冠状动脉支架置入术对于合并糖尿病的高危冠心病患者具有改善远期预后的作用。当然并发症相应有轻微升高,但总的效果是肯定的。

由于糖尿病患者冠状动脉病变常弥漫累及多支血管,且分支血管及末梢血管首先广泛受累,同时冠状动脉微循环也受到严重损伤。而冠状动脉支架置入术仅对严重影响冠状动脉血流的病变进行治疗,而对其他病变无能为力。因此,即使对某个或某几个病变进行了成功的治疗,也不能解决全部问题。更何况在造影下那些看似不太严重的病变很快就会发展成严重的狭窄型病变或破裂造成急性血栓形成。因此,到目前为止尚无临床研究证实冠状动脉支架置入可以改善糖尿病患者的远期预后。

(2)糖尿病会给冠状动脉支架置入术预后造成复杂影响:相对于其他危险因素,糖尿病对冠状动脉支架置入术后冠心病患者的影响最为重要。研究显示,糖尿病是冠状动脉支架置入术后心脏事件最重要的独立预测因子之一。

①糖尿病增加冠状动脉支架置入术后的靶血管重建。即使在药物洗脱支架时代,靶病变的再狭窄发生仍然明显高于非糖尿病患者。而且随着病变长度的增加,再狭窄的发生率呈进行性增加。由于病变弥漫,所以病变不可能全部被冠状动脉支架覆盖,因此边缘再狭窄的发生率明显高于非糖尿病患者。

②新生病变的形成是糖尿病患者冠状动脉支架置入术后远期心脏事件和再次介入治疗的重要原因之一。普里斯托研究发现,糖尿病患者冠状动脉支架置入术后 9 个月时血管新生病变的发生率(30%)明显高于非糖尿病患者(21%)。可以预见,随着时间的延长,糖尿病患者新生血管病变的发生率将更加明显地高于非糖尿病患者。

③糖尿病的存在易使那些已经存在狭窄但程度并不严重的冠状动脉病变变得不太稳定。病理组织学发现,血糖升高,更多的单核细胞会进入病变内部形成巨噬细胞,后者分泌金属蛋白酶,消化病变部位的纤维帽,使病变处易于破裂,继发血栓形成。

④糖尿病患者普遍存在不同程度的肾功能损伤。冠状动脉造影支架置入术后部分患者因造影剂的毒性作用,肾功能进一步下降。不可忽视的是,糖尿病还是药物支架置入后潜在的致血栓形成因素。

(3)冠状动脉支架置入术后的血糖管理刻不容缓:吴教授说,血糖异常在冠心病患者中广泛存在,应加以重视。欧洲心脏调查显示,冠心病患者约 2/3 合并有高血糖。另外,国外对急性心肌梗死患者进行追溯研究发现,这些患者中 31% 确诊为糖尿病,34% 有餐后血糖受损。在我国心脏调查中发现,高达 80% 的冠心病人群合并有高血糖。虽然国内研究机构没有对接受冠状动脉介入治疗的患者进行血糖调查,但根据以往的研究推知,血糖异常的发生率不会太低。在这些人群中,部分患者术前即已确诊糖尿病,但更多的患者没有进行彻底的血糖评估,其中包括单纯性餐后高血糖和餐后血糖受损的患者。

参与冠状动脉支架置入术后血糖管理的人员应包括实施介入手术的三级甲等医院医生和患者经常就诊的社区、基层医院的医生和护士,以及患者本人及其家属。血糖管理的内容应包括定期、全面的血糖检查及控制血糖的各种措施,如饮食、运动和药物调节。

(4)冠状动脉支架置入术后血糖管理包含诸多内容:吴教授认为,对于已经明确诊断的糖尿病患者,冠状动脉支架置入术后应尽量使血糖达标。糖尿病患者随病程的延长,血糖的控制越来越难,需要不断地调整降血糖药物的剂量。

术前无糖尿病病史的患者应常规检查口服葡萄糖耐量试验,一旦发现2小时血糖≥11.1毫摩/升,应为新诊糖尿病,需要在治疗上与已诊为糖尿病患者维持相同治疗方法。术前无糖尿病病史的患者,如检查发现为餐后血糖受损患者,应建议患者增加运动,同时给予必要的药物以减少糖尿病的发生。此类患者应在术后每半年进行一次口服葡萄糖耐量试验检查,如发现患者发展成糖尿病,应及时按糖尿病治疗方案积极治疗。

吴教授认为,即使口服葡萄糖耐量试验检查正常的患者,仍应每年进行一次口服葡萄糖耐量试验检查,以及时发现血糖代谢的异常。对因急性心肌梗死接受急诊介入治疗的患者,出院前应对其进行全面的血糖评估,因此类患者入院时血糖水平往往由于急性疾病原因不能真实反映血糖的代谢情况。对于空腹血糖不高的糖尿病患者,要注意餐后的血糖,因餐后血糖更能影响此类患者的远期预后。

131. 冠心病合并高血压患者支架置入术后如何保养

根据现有证据,冠心病支架置入术后同时患有高血压患者的血压应严格控制在 140/90 毫米汞柱以下;同时患有糖尿病和肾病患者的血压则应降至 130/80 毫米汞柱以下;老年人收缩压降至 150 毫米汞柱以下,如能耐受,还可以进一步降低。而 24 小时尿蛋白＞1 克者,血压应控制在＜125/75 毫米汞柱。

(1)合理使用降压药:降压药物的使用原则是采用较小的有效剂量以获得可能有的疗效而使不良反应最小,如有效而不满意,可逐步增加剂量以获得最佳疗效。为了有效地防止靶器官损害,要求每日 24 小时内血压稳定于目标范围内,如此可以防止从夜间较低血压到清晨血压突然升高而致猝死、卒中或心脏病发作。要达到此目的,最好使用一天一次给药而有持续 24 小时作用的药物。为使降压效果增大而不增加不良反应,用低剂量单药治疗疗效不满意的可以采用两种或多种降压药物联合治疗。Ⅱ级以上高血压为达到目标血压常需降压药联合治疗。

(2)服用降血脂药物:目前常用的是他汀类药物,可降低总胆固醇和低密度脂蛋白胆固醇。冠状动脉支架置入术后的所有患者应为调脂重点对象。血脂正常了,血压方可稳定。

(3)完全戒烟:吸烟是公认的心脑血管疾病发生的重要危险因素。资料表明,吸烟总量每增加 1 倍,急性心肌梗死发病危险就增加 4 倍。支架置入术后要完全戒烟,必要时需要使用可乐定戒烟。

(4)合理饮食

①减少钠盐的摄入。世界卫生组织建议每人每日食盐量不超过 6 克。限盐首先要减少烹调用盐及含盐高的调料,少食各种咸菜及盐腌食品。

②减少膳食脂肪。补充适量优质蛋白质,研究表明每周吃鱼4次以上与吃鱼最少的相比,冠心病发病率减少28%。建议改善动物性食物结构,减少含脂肪高的猪肉,增加含蛋白质较高而脂肪较少的禽类及鱼类,其中豆类最好。多吃蔬菜和水果。饮食应以素食为主,适当肉量最理想。

132. 支架置入后什么时间可以下床活动

冠状动脉支架置入术后患者下床时间要根据疾病及病情而定。急性心肌梗死行急诊经皮冠状动脉腔内球囊成形术患者,因部分心肌坏死需较长恢复期,一般术后4~5日可下床活动;出现心律失常、休克、心力衰竭等严重并发症时,则须适当延长术后下床的时间。心绞痛患者术后拔管无渗血及血肿者,术后24~36小时即可下床活动,但应注意观察下床活动后患肢是否出现疼痛、出血或血肿;如无上述症状术后3~4日可出院。患者不要过早活动,以免导致患肢局部并发症,也不要卧床过久,否则会导致肠梗阻、下肢深部静脉血栓、肺梗死等并发症。下床前应先由医生检查患肢穿刺部位,如穿刺部位恢复良好,方可下床活动。

133. 支架置入术后必须服用哪些药物

(1)抗血小板药物:术前3日开始使用水溶性阿司匹林250毫克,每日1次,泡水冲服。水溶性阿司匹林能保证足量的阿司匹林药物充分吸收,也可避免对胃肠道的刺激。首剂同时服用氯吡格雷片(波利维)600毫克,顿服。置入普通裸金属支架者,服水溶性阿司匹林250毫克,3个月后改用肠溶阿司匹林100毫克,若无禁忌证,建议终身服用;氯吡格雷片75毫克,每日1次,至少服1个月,建议最好使用3个月。置入药物洗脱支架者,服水溶性阿司匹林250毫克,3个月后改用肠溶阿司匹林100毫克;氯吡格雷片75毫克,每日1次,建议使用氯吡格雷片至少9个月,最好使用1年。使用抗血小板制剂时,特别在前3个月要注意胃肠道反应,防止上消化道出血,必要时采用抗酸药或胃黏膜保护药。

(2)降脂药:常用辛伐他汀,每日40毫克,晚间顿服;或每日80毫克,分早晨20毫克、午间20毫克、晚间40毫克服用。冠心病患者可每日晚上服用20毫克作为起始剂量,如需要剂量调整,可参考以上用法。他汀类药是针对动脉硬化的最好药物,一定要长期、足量服用,并且要每年检验血脂的各项指标,达到防止动脉粥样硬化的标准,低密度脂蛋白应控制在100毫克以下。

(3)降压药:高血压及糖尿病患者长期使用降压药物和降糖药物,把血压和血糖有效地控制在正常范围内。

(4)硝酸酯类药物:如硝酸甘油、单硝酸异山梨酯等。支架置入术后短期服用是有益的,剂量及疗程根据患者术后是否有心绞痛及缺血表现。对未扩张所有狭窄病变的患者,一般术后使用单硝酸异山梨酯20毫克,每日2次,有助于控制冠心病症状及病情发展;对已扩张所有狭窄的患者,一般术后1~2周服用上述药物,以防止冠状动脉痉挛。

(5)血管紧张素转化酶抑制药或沙坦类:血管紧张素转化酶抑制药或血管紧张素拮抗药,具有抗动脉粥样硬化、抗血管紧张素Ⅱ及肾上腺素、抗心律失常、改善胰岛素抵抗等作用,并有抑制缓激肽及前列环素的降解、轻微减慢心率的作用。因此,可预防左心室肥厚、心律失常的发生,保护左心功能或防治心力衰竭。

(6)β-受体阻滞药:β-受体阻滞药预防心血管疾病和保护心血管的作用机制可能是多方面的。拮抗儿茶酚胺的心脏毒性为其主导作用。其他作用机制包括抗缺血作用,通过降低心率、心脏收缩力和收缩压,降低心肌耗氧量。并且,心率减慢使舒张期延长,有利于增加心肌灌注,有抗心律失常作用。抑制交感兴奋,改善压力感受器功能和预防儿茶酚胺诱导的低血钾。β-受体阻滞药具体剂量要个体化，需要达到充分靶剂量或最大可耐受剂量。β-受体阻滞药的禁忌证有哮喘、有症状的低血压或心动过缓，以及严重失代偿的心力衰竭。

常用的β受体阻滞药有美托洛尔、比索洛尔等，如果没有禁忌证，建议长期服用。

134. 置入支架后如何掌握活动量

术后活动应循序渐进，从较轻活动逐渐过渡到较重活动，最大活动量最好不要超过术前的70%～80%，因为减少精神和体力的负荷对防治冠心病非常重要。活动内容可坚持游泳，步行，慢跑，慢速跳舞，骑车，打太极拳等。

（1）锻炼：最初可以在室内和房子周围走动，走动时要扶着东西，待感觉没有困难时，可以开始散步，这是一个很好而且有效的锻炼方法，可以改善血液循环，增加肌肉和骨骼的力量。开始行走的速度、步伐以感觉舒适为标准。以后，逐渐加快步伐，以增加心率和呼吸频率，可以每日3次，每次5分钟，从舒适的散步开始，然后逐渐增加散步的时间和距离，以自己能够耐受为准，一天多散步几次，比每次长距离散步更有益一些。只要能够耐受，可以慢慢地上楼梯、上小山坡。在运动和锻炼的过程中，如果出现胸痛，就应立即停止；出现气短、哮喘和疲劳，也应立刻停止，如果这些症状消失了，可以较慢的速度继续活动，然后逐日增加。在完全恢复体力之前，疲劳是不可避免的，活动时感到自己的心脏跳动非常强，但只要心跳规律且不特别快，这是正常的，不要有顾虑。少数情况下，有人感到心脏突然失控或心跳过快，可能感到轻度头晕、乏力、脉搏不规律，请和医生联系。以下是锻炼推荐。

第一周：每日2次，每次5分钟散步。

第二周：每日 2 次，每次 10 分钟散步。

第三周：每日 2 次，每次 20 分钟散步。

第四周：应该增加到每日散步 1000 米。

在冬季或炎热的夏天，可能无法在户外散步，可买一个室内自行车或健身器，每日锻炼 2 次，每次 30 分钟，可以代替在户外的运动。

（2）工作：工作的恢复要取决于术后精力和体力的恢复状况。在介入治疗术过程中已消耗了大量的精力，术后感到筋疲力尽这是正常的，在出院 4～6 周以后，可以和医生讨论重返工作岗位的问题。由于每个人情况不同，体能不同，以及所从事的工作时间和紧张程度不同，所有这些因素必须综合加以考虑。

（3）家务：约在术后 2 周，如果感觉恢复很好，可以开始家务劳动。最初从事一些轻微的家务劳动，如清除灰尘、管理花木、植物，帮助准备饭餐。那些需要大量体力的活动，如用吸尘器清洁地板、抱小孩、移动家具或参加运动等，都应推迟到晚一些时间开始。

135. 支架置入术后应如何控制饮食

冠心病患者置入支架后，合理饮食尤为重要。应选择脂肪和胆固醇含量较低，而含维生素、食物纤维、有益的无机盐和微量元素较多的，并有降脂、抗凝作用的食物。具体可以从以下几类食物来选择。

（1）可以随意进食的食物：各种谷类，尤其是粗粮（如小米、玉米等）；豆制品，如豆腐、豆浆等；蔬菜，如洋葱、大蒜、金花菜、绿豆芽、扁豆等；菌藻类，如香菇、木耳、海带、紫菜等；各种瓜类，水果及茶叶。

（2）适当进食的食物：瘦肉，如牛肉、猪瘦肉等；鱼类，以淡水鱼为主；植物油，包括豆油、玉米油、香油、花生油；奶类，包括去脂乳及其制品;鸡蛋,包括蛋清、全蛋(每周 2～3 个)。

(3)少食或忌食食物:动物脂肪,如猪油、黄油、羊油、鸡油、肥肉等;动物内脏,如脑、骨髓等;贝壳类;糖、烟、酒、巧克力类等。

(4)改善不良饮食习惯:戒烟限酒尤为重要。

136. 支架置入术后怎样防止复发

接受支架置入治疗后,冠心病患者的临床症状可以得到改善或消失,但是冠状动脉粥样硬化和血液黏度异常等病理变化并未改变。因此,当有关不良因素持续存在时就容易复发,且 2 年内复发者最多,甚至出现再次或多次复发。所以,冠心病患者安放支架后切莫掉以轻心,要防止复发。除了坚持按医生要求按时服药外,还应该做到以下几点。

(1)坚持服用血小板解聚药、降脂药,同时保持血压、血糖的稳定。

(2)2～3 个月门诊复查一次血压、血糖、血脂、血液黏稠度等。如果指标高于正常范围,患者在半年左右就会面临复发危险,要积极采取相应的治疗措施。

(3)经过支架置入治疗后患者可以开始适当运动,但要注意循序渐进。通常可采取相对安全的散步(每次 20～30 分钟,每周 5 次),散步时如有累的感觉或脉搏超过 110～120 次/分钟,立即停止,如果出现胸闷要立即含服硝酸甘油,并停止运动一段时间。

(4)吸烟导致支架置入部位内膜再狭窄,并会加速冠状动脉粥样斑块的进展。

(5)情绪激动可诱发冠状动脉痉挛缺血,因此患者要自觉养成遇事不急不躁、劳逸适度的心理行为习惯。

(6)患者要随身带药(如硝酸甘油)和带着亲属联系电话号码,以防发生不测时,便于他人协助抢救。

137. 支架置入术患者怎样判断有否再狭窄

(1)症状:患者按医嘱服用有关药物,如出现胸部不适,疼痛难忍,与置入支架术前症状基本一样时,应考虑有再狭窄发生的可能,应立即到医院去就诊检查。

(2)选择性冠状动脉造影:目前仍然是支架置入术后随访的主要方法,是准确定量评估冠状动脉管腔的"金标准"。但冠状动脉造影、血管内超声属于有创性检查,患者难以接受。因此,磁共振冠状动脉血管成像、电子束 CT、多排螺旋 CT 血管成像等无创性检查成为研究的热点。

(3)磁共振冠状动脉血管成像:是近年发展起来的无创检查,最大优势是无创,无放射损伤,不需对比剂,每次检查即可完成心功能、心肌灌注和活性评估,可显示冠状动脉解剖及主干近段的狭窄。但影像质量易受呼吸、心搏、金属支架影响,扫描时间较长,应用受到一定限制。

(4)电子束 CT:扫描速度高,可以定位支架,无创评估冠状动脉内支架和搭桥血管内支架的开通情况,准确率达 90% 以上;并可准确定量分析冠状动脉钙化情况。但设备昂贵,普及困难。

(5)多层螺旋 CT:目前 64 排 CT 已投入临床使用,完成整个心脏扫描仅需 5 秒钟时间,大大减少了呼吸、心搏和患者配合检查的影响,影像质量很高。多层螺旋 CT 显示冠状动脉狭窄病变,其敏感性和特异性均在 90% 以上,可以准确显示冠状动脉支架的形态、位置及有无中、重度再狭窄和再狭窄的部位,成为冠状动脉狭窄性疾病的筛查及支架置入和冠状动脉搭桥术后随访的重要手段。

138. 支架置入术后冠心病患者心电图可否恢复正常

（1）心肌梗死患者：冠状动脉支架置入术后，只是把相关的血管开通，使原来的供血状况得到改善，并不能使已经坏死的心肌恢复正常。故原来有过心肌梗死的患者，支架置入后心电图是不会有大的改变的。

（2）心绞痛型（缺血性）：支架置入后，相关的血管开通，心肌血流灌注增加，心电图可有不同程度的改善或正常。

139. 支架置入后能否更换

支架置入后是不能更换的。因置入的支架已被埋在血管壁中，无法取出。如支架内发生了再狭窄，可行冠状动脉腔内球囊扩张术，然后可再置入新的支架。如果安装的支架没有再狭窄，没有必要再安装。冠状动脉支架属于冠状动脉重建技术，根据需要还可做搭桥手术。

140. 置入支架还能安装心脏起搏器吗

无论是否合并冠心病，是否安装冠状动脉内支架，三度房室传导阻滞伴晕厥是安装心脏起搏器的绝对指征。三度房室传导阻滞发生后，心房与心室间的电流完全中断，若阻滞部位靠近心房，则自身心跳可达每分钟 50 次；若阻滞部位偏近心室，则自身心跳仅每分钟 40 次。如此缓慢的心跳，心脏每分钟搏出的血量供不应求，骨骼肌会因缺血而乏力，心肌会因缺血而发生心绞痛，脑缺血则发生晕厥，所以必须安装起搏器，以保证心脏的跳动频率来满足日常生活的需要。

141. 支架置入术后能过性生活吗

冠心病患者放支架后多久可以性生活，要看患者的病情和恢复情况而定，理论上在3个月内应限制活动量。随着身体、心功能的恢复，适度合理、循序渐进地运动，可增进身心健康，提高心肌和运动肌肉的效率，减少心肌耗氧量，促进冠状动脉侧支循环形成。运动量以不引起气喘、心悸、头晕等为标准，还应注意定期复查。只要适度，冠状动脉支架手术后对正常性生活一般没有影响，但须长期坚持服药行抗凝等治疗，并注意以下几个问题。

(1)与主治医生沟通，严格掌握过性生活开始时间。

(2)在身体恢复良好的同时，控制性生活频率。

(3)性生活中要注意体位、速度、疲劳度。

(4)性生活时如出现心慌、心前区疼痛，应立即停止。

142. 女性患者冠状动脉支架置入术后能生育吗

年轻的女性患者行冠状动脉行支架置入术后，如心脏功能恢复良好，一般在术后1年就可以结婚，并能过正常的性生活，但妊娠最好在术后2～3年。因为过早怀孕，一方面会增加母亲的心脏负担，另一方面由于临产时母亲的血液系统处于高凝状态，容易发生血栓栓塞。此外，是否可以妊娠还取决于术后心功能的恢复状况，如术后心功能属于Ⅰ级者可以妊娠；心功能Ⅱ级者应慎重考虑是否妊娠。妊娠后应密切观察，如出现心脏负担过重现象，即终止妊娠，以免发生心力衰竭。心功能Ⅲ级和Ⅳ级者应实行避孕或绝育措施。对于已经允许妊娠的妇女，也要特别注意围生期保健：常用口服抗凝药物有时可引起胎儿畸形,必要时怀孕前3个月可选用肝素代替华法林抗凝(因为肝素的分子量大,不能通过胎盘,可以避免影响胎儿发育)。妊娠期间孕妇的血液处于高凝状态,有可能引起栓塞危险,所以在妊娠期间应勤查凝血酶原时间,根据情况及时调整抗凝药剂量。注意口服避孕药、雌激素等可以对抗华法林的作用,服用时应加强抗凝监测。

孕妇应根据情况,在预产期前1～3个月选择住院,以防早产,并停用抗凝药物。若未停用抗凝药物者,或需要采用剖宫产的孕妇,在出现宫缩时或术前使用维生素K,对抗抗凝药物。分娩或术后24～48小时,如无出血情况,应恢复抗凝药。由于华法林在乳汁中以非活性代谢产物形式存在,已失去药理作用,因此冠状动脉支架置入术后哺乳期妇女服用华法林对婴儿来说是安全的。

(五)冠状动脉内斑块旋磨术

143. 什么是冠状动脉内斑块旋磨术

冠状动脉内斑块旋磨术是用超高速旋转的带有钻石颗粒的旋磨头,将冠状动脉内膜的粥样硬化、钙化组织辗磨成极细的微粒,从而将阻塞血管腔的斑块消除掉,使冠状动脉血运重建,是冠心病介入治疗的重要手段之一。然后进行球囊扩张、安放支架治疗。旋磨术为此类难治病变,开辟了新的治疗途径。

144. 冠状动脉内斑块旋磨术作用机制是什么

冠状动脉内斑块旋磨术的主要作用机制是鉴别性切割,高速旋转的钻头对钙化和无弹性的斑块组织研磨切割程度较大,而对弹性斑块组织切割较少,对软组织几乎无作用。旋磨术的主要器械为纺锤状不锈钢钻头,其前半部嵌有钻石细颗粒。旋磨头连在一根螺旋状驱动杆上,后者在旋磨机驱动下高速旋转而带动旋磨头发挥研磨切割作用。驱动杆安装在保护鞘内,旋磨导管及钻头均为中央空心,能通过导引钢丝并可沿导引钢丝插至血管狭窄的病变部位。

145. 冠状动脉内斑块旋磨术的适应证和禁忌证有哪些

冠状动脉内斑块旋磨术的应用主要是弥补了常规经皮冠状动脉腔内成形术的不足之处,但不能完全替代经皮冠状动脉腔内成形术,由于其鉴别切割机制,旋磨术最适于表浅钙化病变和表浅致密纤维斑块组织(硬斑块)。

(1)主要适应证:冠状动脉钙化或弥漫性病变,以及复杂的 B 型或 C 型病变。特别对于预计的经皮冠状动脉腔内成形术难度较大的病变,如分叉、开口、钙化、偏心性、成角及长管状或弥漫性狭窄病变,应当考虑采用旋磨术治疗。但随着病变复杂程度加重,相关的并发症亦相应增多。

(2)禁忌证:冠状动脉病变处含有血栓,静脉旁路血管的退行性变,左心室功能严重减退的弥漫性病变,慢性完全阻塞且导丝不能通过者,明显冠状动脉夹层破裂者。

146. 冠状动脉内斑块旋磨术操作步骤有哪些

(1)术前准备:术前用药包括阿司匹林 250 毫克和肝素 10 000 单位;经 2.67~3.00 毫米(8F~9F)血管鞘插入导引导管,试推注造影剂显示导引导管到达冠状动脉开口后,观察压力、心电图和血压变化,以避免完全阻塞冠状动脉。

(2)检测旋磨装置:在体外将旋磨机与高压氮气筒及控制器相连接,并调整好气体的压力,以选择适当的转速。然后经导引管向冠状动脉内注入0.2毫克的硝酸甘油,以防止冠状动脉痉挛。

(3)旋磨操作:用赛尔丁格法行股动脉穿刺,先行冠状动脉造影以显示病变部位,并选择适宜的投影角度,将A型或C型旋磨导引钢丝沿导引导管插过冠状动脉狭窄处并到达血管的远端。将旋磨导管沿导引钢丝缓慢插至狭窄近端(此时一般用低速转动旋磨头),然后将旋磨机马达开至高速,并缓慢推送推进器上的旋磨头调整钮。同时在推进器的灌注管内输入肝素生理盐水,以减少驱动杆与特氟隆鞘之间的摩擦力,并冷却驱动杆和旋磨头。旋磨头不能推送过快,以免损伤动脉管壁。当旋磨头通过狭窄部位后,再退回病变近端再次旋磨,或更换较粗旋磨导管,直至造影结果满意。对于病变段较长、严重狭窄者行间断旋磨,以免微粒太多,阻塞血管远端。

(4)退出旋磨导管:旋磨术结束后,以低速转动旋磨头,同时退出旋磨导管。然后再次造影,满意后退出导引钢丝和导引导管。

147. 冠状动脉内斑块旋磨术注意事项有哪些

(1)行冠状动脉内斑块旋磨术时,必须选择适当规格的旋磨头。文献报道,选用旋磨头直径为血管内径的75%~85%。选择常常凭经验,在严重狭窄或(和)钙化或(和)长管状狭窄者,冠状动脉内斑块旋磨术时,旋磨头直径应从小到大递增。

(2)与普通经皮冠状动脉腔内成形术相比,冠状动脉内斑块旋磨术时更强调导引钢丝尽量送至血管远端,特别是导引钢丝硬段必须跨越狭窄段,方能保证高速转动的旋磨头沿导引钢丝推进时的稳定性。控制适宜的旋磨头推进速度,一般宜每秒0.5毫米,并采取"啄食样"推进。

（3）控制适宜的负载转速，力求保持在比空载转速减少 10% 的小范围内变动，必须避免在每分钟 13×104r(1r＝7 200 转)时工作。低速旋磨会造成碎屑粗大，栓塞远端血管。

（4）同一冠状动脉病变部位一般旋磨 2～3 次，直到旋磨头试探管腔时，转速和声调已接近空载状态，表明管腔已被扩大到与旋磨头直径一致。切忌将非转动的旋磨头在血管内转动，以免牵拉甚至撕裂血管内膜。

（5）25%～50% 的患者附加经皮冠状动脉腔内成形术或其他介入性方法治疗，以求获得理想的管腔增大疗效。

148. 冠状动脉内斑块旋磨术术前护理有哪些

（1）心理护理：向患者介绍手术目的及必要性，手术的一般过程及手术的安全性，使患者情绪稳定，消除紧张、恐惧、焦虑等不良心理，充分发挥其主观能动性，积极配合治疗，避免不良情绪致交感神经、副交感神经兴奋，诱发心律失常、心力衰竭等并发症。

（2）治疗及检查：于术前 2 周行血管内皮素、超声心动、肝肾功能检查，术前 1 周行冠状动脉造影。反复阅读冠状动脉造影片，了解冠状动脉狭窄程度，确定冠状动脉病变部位、形态、长度，制订冠状动脉旋磨术方案。术前 1 周内常规服用硝酸异山梨酯（消心痛）、硝苯地平（心痛定）、阿司匹林等药物，以扩张冠状动脉，减少血小板聚集，避免术中及术后血栓形成。

（3）一般准备：术前 3 日嘱患者洗澡，以避免感染，并训练在床上排便。术前 1 日备皮（双侧腹股沟、胸、腹），并做青霉素及造影剂皮肤试验。

149. 冠状动脉内斑块旋磨术术后如何护理

由于旋磨导管的特殊装置,旋磨头在高速旋磨时,能选择性消除硬化组织,使其成为细小微粒随血液冲走。但是对于病变段较长及狭窄严重的患者,每次旋磨下的颗粒较多,可能会引起远端毛细血管床的阻塞,并且由于旋磨头的机械刺激,血管痉挛的发生率也高。所以,术后除认真做好冠心病介入治疗后的常规护理外,还应特别注意观察血压、心电图、心肌酶等,以及患者的症状变化。

(1)观察生命体征:术后立即测心率、呼吸、血压、体温并记录,12小时内每小时监测上述指标1次,12小时后改为4小时1次。若无心力衰竭时,应鼓励患者多饮水,以促进造影剂的排出,减轻肾脏损害。同时,注意观察尿量、颜色及性质,并记录出入液量3日。

(2)心电监护:术后常规进监护病房监护72小时,以便及时发现心律失常,并及时处理。每小时记录1份12导联心电图。

(3)穿刺局部护理:动脉鞘管拔出后,穿刺部位由操作人员戴无菌手套用手加压止血。沙袋加压时,应随时注意沙袋的压迫着力点,随时注意出血情况。密切观察足背动脉搏动及该肢体皮肤颜色、温度、活动情况。嘱其家属在患者打喷嚏或咳嗽时用手按压沙袋,对穿刺部位施加压力,以免突发血管压力增高引起穿刺部位出血。如发生出血要重新加压止血,并更换敷料。术后应卧床休息72小时;若出现并发症,可适当延长。

(4)预防感染及血栓形成:常规青霉素800万单位,静脉滴注,连续3日。术后预防血栓形成,可用低分子右旋糖酐500毫升加肝素100毫克,静脉滴注,3日为1个疗程,并严密观察有无脑血管意外及出血性病变的征象。

(5)心肌酶监测:术后3日内每6小时采血1次,测定血清心肌酶，以后每日采血测定心肌酶 1 次，直至正常。如心肌酶结果升高数倍，则提示有再梗死，结合临床症状及心电图及时给予处理。

150. 冠状动脉内斑块旋磨术有何临床意义

冠状动脉内斑块旋磨术系采用高速转动的带有微型钻石颗粒的旋磨头将钙化、纤维化的病变斑块组织磨碎成为多数＜12 微米大小的微粒，可进入血液循环并由肝、肺、脾中的巨噬细胞所清除，对血流动力学、心功能、室壁运动均无影响。因内膜面的钙化和纤维化可影响球囊和支架的通过与充分扩张，通过旋磨使冠状动脉内膜光滑度增加，狭窄的冠状动脉管腔明显扩大，因此通过旋磨术能较好地完成经皮冠状动脉介入治疗。

经皮冠状动脉内斑块旋磨术主要适用于解剖学上高危的病变，从冠状动脉病变分型来看，多属于 C（高危病变型）型病变，如钙化的病灶、开口处病灶、球囊难以扩开的病灶、长段血管病变和支架内再狭窄，血管钙化严重，多支病变，行钙化斑块旋磨术后再行经皮冠状动脉内球囊扩张术及支架置入术，使支架球囊更容易通过狭窄病变，且能使支架贴壁更好，减少支架内血栓形成。由于经过旋磨获得了较大的管腔，使随后应用的球囊扩张能以较低的压力获得预期的管腔直径，避免了球囊高压扩张所增加的血管损伤，对钙化病变及支架内再狭窄有独特的疗效。

此项技术的成功开展，为冠状动脉近端严重钙化病变的冠心病患者提供了一种更好的治疗方法。

(六)定向冠状动脉内斑块旋切术

151. 什么是定向冠状动脉内斑块旋切术

定向冠状动脉内斑块旋切术是一种通过机械装置将冠状动脉内斑块切割并去除,从而消除冠状动脉狭窄闭塞病变的介入治疗技术,是在经皮冠状动脉腔内成形术基础上发展起来的一项非球囊扩张技术。由于旋切装置最早由辛普森于 1985 年发明并应用于临床,1990 年美国食品药品监督管理局正式批准,定向冠状动脉内斑块旋切术技术应用于临床治疗。

152. 定向冠状动脉内斑块旋切术的机制是什么

定向冠状动脉内斑块旋切术依靠高速旋转的辛普森(Simpson)旋切导管,对冠状动脉内斑块进行切割,并将切除的斑块组织碎屑收集在导管远端圆锥体状收集室内,移出冠状动脉腔。除了切除斑块组织以外,定向冠状动脉内斑块旋切术还切除了动脉中层结构组织,使动脉壁变薄,顺应性增大,使管腔扩大,血流进一步增多。最近血管内超声研究表明,斑块减少是定向冠状动脉内斑块旋切术治疗的主要机制。

153. 定向冠状动脉内斑块旋切术的适应证和禁忌证有哪些

(1)适应证

①主要适应证。定向冠状动脉内斑块旋切术最适用于主动脉

开口病变,偏心病变,溃疡病变,严重狭窄病变,左前降支近端开口部病变,经皮冠状动脉腔内成形术后导致的内膜浮悬片,参考管径≥3毫米的血管病变。

②次要适应证。定向冠状动脉内斑块旋切术也可用于管径在2.5～3.0毫米的血管病变,分叉病变,血管中部病变,轻度钙化病变,含少量血栓病变,全闭塞病变,大隐静脉桥原位病变。

(2)禁忌证:严重钙化病变,>45°成角病变,严重弯曲血管病变,弥漫性长(>20毫米)、参考管径<2.5毫米的病变,长的夹层撕裂,大隐静脉桥的再狭窄病变。

154. 定向冠状动脉内斑块旋切术并发症有哪些

(1)主要并发症:院内死亡,术中血管急性闭塞,冠状动脉开口处夹层,冠状动脉穿孔,远端栓塞,心肌梗死,侧支丧失,冠状动脉痉挛等。

(2)原因:指引钢丝过硬过大,定向冠状动脉内斑块旋切术导管尖端僵硬,靶血管过小或定向冠状动脉内斑块旋切术导管选择过大,球囊充盈压过高,病变血管严重弯曲,或定向冠状动脉内斑块旋切术术前已有严重撕裂夹层,切下的斑块碎片脱落栓塞远端血管等。

155. 定向冠状动脉内斑块旋切术临床应用前景如何

实验研究比较了定向冠状动脉内斑块旋切术和经皮冠状动脉腔内成形术,表明定向冠状动脉内斑块旋切术总的疗效结果并不优于经皮冠状动脉腔内成形术,两者主要并发症相似,而定向冠状动脉内斑块旋切术并未降低长期的再狭窄率。正在欧洲进行的

EUROCARE 试验也试图证实理想的定向冠状动脉内斑块旋切术是否可获得最大管腔增大,并且是否能够安全地降低再狭窄率,亦即既不增加并发症,又可降低再狭窄率。

定向冠状动脉内斑块旋切术是一种有价值的非球囊性介入治疗方法,其机制是定向地切割并去除斑块组织。在应用定向冠状动脉内斑块旋切术技术时,必须仔细选择适应证,正确掌握操作方案,力争最大程度降低并发症,达到安全有效的理想的定向冠状动脉内斑块旋切术效果。定向冠状动脉内斑块旋切术在冠心病介入治疗领域中的地位还有待于未来研究的进一步评价,主要是分析其急性结果和长期的疗效及安全性,以及它和其他介入治疗之间在费用效益方面的比较结果,特别是与冠状动脉支架置入术的对比研究结果。

(七)激光血管成形术

156. 什么是冠状动脉激光血管成形术

所谓激光血管成形术,是利用激光的光能解除动脉闭塞或狭窄的方法,对应用于冠状动脉疾病的治疗寄予很大希望。激光由于聚光性能良好,光纤维很细,从而具有诱导较强光能的特征。冠状动脉激光血管成形术就是利用这种特征,通过导管法等将激光光纤维导入冠状动脉的闭塞或狭窄部位,通过激光照射,使病变部位破坏、消散而再通。这种方法因经非手术疗法施行,所以不仅能治疗冠状动脉搭桥手术适应证以外的病例,而且由于其既可缩短入院时间,又能大幅度降低治疗费用,在国外也十分令人注目。

157. 激光血管成形术作用机制是什么

激光血管成形术 20 世纪 80 年代初用于再通外周动脉，现已大量用于临床，取得了很有希望的疗效。激光能量消融粥样斑或血栓使血管再通的机制，主要在于热效应和化学解吸作用。

激光源有气体、固体和液体等物质。激光血管成形术用得较多的是钕钇铝石榴石激光和准分子激光，传输系统用多根石英纤维。为减少血管发生穿孔，在石英端头加用金属帽、蓝宝石帽。激光以连续或脉冲方式发射，连续发射可造成组织的明显热损伤。脉冲发射能量多，易消融病变组织，也无明显的热损伤，故现多用脉冲波。激光波长可采用紫外线 200～400 纳米，可见光 400～700 纳米，或红外线 700～1000 纳米。

158. 激光血管成形术有何优点

（1）治疗血管慢性闭塞、弥漫病变、钙化病变优于球囊血管成形术，而且对球囊血管成形术后出现的急性血管闭合有效。

（2）热效应、热抛光或封焊作用，在球囊扩张后接着应用，可使球囊扩张所造成的血管腔面由不规则变平滑，且能封焊剥离内膜，从而减少血小板黏附近端和血栓形成。

（3）光热作用可改变血管壁的顺应性，降低动脉壁对血管活性物质的反应，减轻球囊扩张后所引起的血管壁弹性回缩，有利于血管的持久扩张。因此，激光血管成形术现多与球囊血管成形术配合应用，称之为激光辅助球囊血管成形术。

由于激光血管成形术的操作较复杂，并发症较多，再狭窄率未见较其他介入技术少，故此项技术的应用在临床上并未普及。

159. 什么是激光球囊血管成形术

激光球囊血管成形术是继球囊血管成形术、旋切术和激光血管成形术后的又一项非外科性血管成形术，它将球囊扩张和铵钇铝石榴石激光的热凝及光凝效应相结合，从而达到因球囊撕裂的血管壁重新融合或"焊接"，使血栓脱水，血管再通和防止血管扩张后的弹性回缩的目的。

160. 什么是激光心肌血运重建术，其适应证、禁忌证有哪些

激光心肌血运重建术（TMR）采用高强度激光在缺血的心肌区域内打数个贯穿整个心室壁的微孔，部分微孔保持持续开放状态，心腔氧合血液经孔道直接潜入心肌；部分闭合的激光孔道周围存在新生毛细血管网，以改善心肌的缺血情况，达到治疗的目的。

（1）适应证：弥漫性冠状动脉病变；一支或一支以上冠状动脉完全闭塞；心室壁运动功能减弱或不能运动；糖尿病合并小血管病变；既往搭桥术失败（移植血管狭窄或闭塞）；搭桥术同时因有部分血管过细，不能做旁路术时，在此血管供血区域行激光心肌血运重建术。

（2）禁忌证：左心室射血分数＜20％，室性心律失常，冠状动脉损伤，心腔内组织（如二尖瓣下结构破坏）有明显的充血性心力衰竭。

(八)切割球囊血管成形术

161. 什么是切割球囊血管成形术

切割球囊血管成形术是一种依靠带有金属刀片的球囊导管,扩张狭窄冠状动脉的介入心导管治疗技术。通过球囊上刀片对血管内膜的切割作用来减少球囊对血管壁的严重损伤,从而减少内膜增生,降低术后再狭窄率,证实切割球囊血管成形术是一种简单易行、疗效确切的治疗新技术。

金属刀片对管壁内膜的显微外科切割作用使得球囊能更光滑平稳地扩张狭窄血管,并能防止血管弹性回缩,减少内膜增生。研究表明,切割球囊血管成形术可在较少损伤血管中膜和外膜的情况下使狭窄管腔扩大。日本学者铃木通过观察研究证实,切割球囊血管成形术和球囊成形术组患者在术后随访中相比较,切割球囊血管成形术组内膜增生明显减少。

162. 切割球囊血管成形术的适应证及禁忌证有哪些

(1)适应证

①主要适应证。切割球囊血管成形术最适用于钙化性、同心性斑块病变,偏心性病变也可以行切割球囊血管成形术,但血管夹层发生率高。

②较理想适应证。某些不适合球囊血管成形术或预期球囊血管成形术结果很差的病变(如小血管病变、弥漫性病变、分叉病变)和开口病变,行切割球囊血管成形术较理想。对于左前降支近段

病变,只有当左主干冠状动脉管径大于切割球囊直径时,才能安全地应用切割球囊血管成形术治疗。

③最近适应证。支架再狭窄是切割球囊血管成形术的最近适应证。其主要机制是内膜增生导致较软的压缩斑块增大,因而特别适用于切割球囊血管成形术治疗。

(2)禁忌证

①绝对禁忌证。严重钙化病变,尤其是位于弯曲血管段的表浅钙化性病变(经血管内超声检查证实),此时应用切割球囊血管成形术有较高的血管破裂危险。

②相对禁忌证。明显弯曲血管段病变(成角＞60°)应用切割球囊血管成形术需特别小心,防止严重夹层和血管破裂。对于经旋磨术去斑块治疗后的钙化病变,可以考虑进一步采用切割球囊血管成形术治疗,但操作时仍需倍加谨慎,严防各种血管并发症的发生。

163. 切割球囊血管成形术的并发症有哪些,如何处理

(1)并发症:切割球囊血管成形术发生并发症与经皮冠状动脉腔内成形术相似,包括冠状动脉撕裂、夹层或穿孔、远端栓塞、闭塞、痉挛,动静脉瘘,穿刺部位出血、周围血肿,心电图出现低电压,还可出现胃肠道反应、脑卒中、动脉瘤,甚至死亡。最主要的并发症是严重血管内膜撕裂和夹层、冠状动脉穿孔破裂。

(2)处理方法

①对于轻度内膜撕裂而无不良反应者,术后给予适当抗凝治疗,严密观察即可。

②对严重撕裂、夹层引起急性闭塞或濒临闭塞的患者,如管径≥3.0毫米,应首选置入支架;若管径≤2.5毫米或无置入支架条

件,可用常规球囊再次加压扩张病变冠状动脉。

③大血管近段夹层至大面积心肌梗死或缺血,再次切割球囊血管成形术或支架置入不成功时,应立即急诊行冠状动脉搭桥术。对于低血压、休克、血流动力学不稳定者,术前应插入主动脉内球囊导管,以球囊反搏辅助循环。

④一旦发生冠状动脉穿孔或破裂,应立即以鱼精蛋白中和肝素,用灌球囊导管持续加压扩张,堵塞破裂或穿孔部位。若无效果,有支架置入条件者或血管径>3.0毫米者,亦可立即置入带膜包被支架;无支架置入条件者,应立即转外科行急诊冠状动脉搭桥术。

附录 冠心病患者临床检查项目

附表1 尿液常规检查

项　目	代　号	正常值	临床意义
酸碱度	pH	4.5～7.5	↑代谢性碱中毒,呼吸性酸中毒 ↓代谢性酸中毒,如发热、肾炎、糖尿病等
尿比重	SG	1.010～ 1.030	↑急性肾炎、脱水、糖尿病 ↓肾盂肾炎、肾损害、慢性肾衰竭等
尿　糖	GLU	阴性	阳性:糖尿病、甲状腺功能亢进、肾上腺皮质功能亢进
尿蛋白	PRO	阴性	阳性:肾炎、肾盂肾炎、肾病综合征、肾结核、多囊肾及尿道疾病
隐　血	BLD	阴性	阳性:肾炎、肾盂肾炎、泌尿系感染及其他原因引起血尿
胆红素	BIL	阴性	阳性:多见于肝胆疾病
酮　体	KET	阴性	阳性:糖尿病酸中毒、严重脱水、中毒性休克、饥饿等
亚硝酸盐	NIT	阴性	阳性:多见于尿路感染等
尿胆素原	UBG (LIRD)	阴性	阳性:溶血性黄疸、肝功能损害等
红细胞数	UR-BC	男≤2个/高倍视野,女≤3个/高倍视野	↑各种肾炎、肾结核、肾结石、肿瘤、感染、出血性疾病等
白细胞数	UW-BC	男≤2个/高倍视野,女≤5个/高倍视野	↑多见于泌尿系感染、肾炎、肾结核、膀胱炎等
管　型		无	↑多见于各种肾炎、肾小管损伤、肾功能不全等

续表

项 目	代 号	正常值	临床意义
纤维蛋白降解产物	FDP	阴性	阳性:见于慢性肾炎、肾衰竭
尿蛋白定量	Utp	<150 毫克/24 小时	>1000 毫克/24 小时,见于各种肾小球疾病,肾动脉硬化及心力衰竭等
β_2-微球蛋白	β_2-MG	97 ～ 159 微克/升	↑肾小管病变、糖尿病肾病 ↓急慢性肾炎、肾病综合征
β_2-微球蛋白尿蛋白比	β_2-MG/CAlb	1:250	↑肾小管疾病 ↓肾小球疾病
位相镜检(红细胞形态)	PCM	正常	变形、受损、肿胀、破碎≥3 种以上,或畸形红细胞≥80％以上为肾源性血尿;2 种以下者为非肾源性血尿

附表 2 血液常规检查

项 目	代 号	正常值	临床意义
白细胞计数	WBC	$(4～10)×10^9$/升	↑急性感染、尿毒症、恶性肿瘤、白血病等 ↓某些传染病、再生障碍性贫血等
红细胞计数	RBC	男$(4.5～5.5)×10^{12}$/升,女$(3.5～5.0)×10^{12}$/升	↑真性红细胞增多症、缺氧、严重烧伤、严重脱水等 ↓贫血、失血、白血病等
血红蛋白	HGB	男 120～160 克/升 女 110～150 克/升	↑真性红细胞增多症、代偿性红细胞增多、慢性心肺疾病、脱水等 ↓各种贫血、再生障碍性贫血等
血细胞比容	HCT	男 0.42～0.49 女 0.37～0.43	↑外科休克、外伤、烧伤及真性红细胞增多症 ↓见于伴有稀血症时、过量输液

项 目	代 号	正常值	临床意义
红细胞平均体积	MCV	93.28±9.8飞升	↑大红细胞性贫血 ↓小红细胞性贫血。≤72飞升则为肾源性血尿（伴有血尿者）
红细胞平均血红蛋白量	MCH	29.36±3.43皮克	↑高血红蛋白性贫血 ↓低血红蛋白性贫血
红细胞平均血红蛋白浓度	MCHC	320～360克/升	↑严重呕吐、腹泻，心脏代偿功能不全，真性红细胞增多症 ↓小细胞低血红蛋白性贫血
血小板	PLT	（100～300）×10^9/升	↑慢性白血病早期、脾切除后、真性红细胞增多症 ↓再生障碍性贫血、急性白血病、脾功能亢进、原发性血小板减少性紫癜
淋巴细胞	LYM	20%～30%	↑传染病、感冒、淋巴瘤 ↓传染病急性期、细胞免疫缺陷
嗜中性粒细胞	NEUT	50%～70%	↑细菌感染、严重心脏出血 ↓病毒与原虫感染、脾功能亢进、再生障碍性贫血等
嗜酸粒细胞	EOS	0.5%～5%	↑过敏性疾病及寄生虫病 ↓伤寒、副伤寒、手术后、急性心肌梗死等
红细胞沉降率（血沉）	ESR	男0～15毫米/小时 女0～20毫米/小时	↑风湿活动，活动性肺结核，恶性肿瘤，急性感染，慢性肾炎，严重贫血等

附表3　血液生化系列检查

项　目	代　号	正常值	临床意义
总蛋白	TP	60～80 克/升	↑重度脱水、血液浓缩、多发性骨髓瘤 ↓肝硬化、中毒性肝炎、严重出血、营养不良、肾病综合征等
白蛋白	ALB	38～48 克/升	↑脱水及血液浓缩 ↓肝硬化、肾病综合征、营养不良等
球蛋白	G	20～30 克/升	↑慢性肝炎或肝硬化、风湿热、红斑狼疮、多发性骨髓瘤 ↓球蛋白缺乏症
总胆红素	TBIL	1.71～17.1 微摩/升	↑各型黄疸、各种肝胆疾病 ↓再生障碍性贫血
肌　酐	Cr	35～144 微摩/升	↑急性或慢性肾功能不全 ↓贫血、白血病、进行性肌萎缩
尿素氮	BUN	3.2～7.1 毫摩/升	↑肾功能不全、严重心力衰竭、休克、消化道出血、食入蛋白过量 ↓急性黄疸性肝萎缩、中毒性肝炎
尿　酸	UA	200～390 微摩/升	↑急性肝炎、肾功能不全、肾结核、肾盂肾炎、白血病等 ↓乳糜泻、恶性贫血等
二氧化碳结合力	CO_2CP	23～31 毫摩/升	↑呼吸性酸中毒或代谢性碱中毒 ↓代谢性酸中毒或呼吸性碱中毒
血　糖	GLU	3.9～6.1 毫摩/升	↑胰岛素不足、糖尿病、甲状腺功能亢进、肾上腺皮质增多症 ↓胰岛素过多、饥饿、严重肝病、甲状腺素不足
纤维蛋白降解产物	FDP	<10 毫克/毫升	↑纤溶亢进、弥散性血管内凝血、白血病、慢性肾炎、慢性肾衰竭等

续表

项 目	代 号	正常值	临床意义
血 钾	K^+	3.5～5.3 毫摩/升	↑肾衰竭、肾上腺皮质功能减退、大量组织破坏、尿少等 ↓摄入少、丢失多、过量利尿药、糖尿病酸中毒用胰岛素后、肾上腺皮质功能亢进等
血 钠	Na^+	135～148 毫摩/升	↑多量补钠、醛固酮增多症、肾上腺皮质功能亢进 ↓肾上腺皮质功能减退、呕吐、腹泻、出汗过多等
血 钙	Ca^{2+}	2.18～2.93 毫摩/升	↑甲状腺功能减退、甲状旁腺功能亢进、骨髓瘤 ↓甲状旁腺功能不全、维生素 D 摄入不足、血清蛋白减少性疾病
血 氯	Cl^-	98～107 毫摩/升	↑排出减少，多见于肾功能不全、呼吸性碱中毒 ↓严重失水，如腹泻、呕吐、饥饿等
血 磷	P^{6+}	0.72～1.34 毫摩/升	↑甲状旁腺功能减退、肾功能不全 ↓磷吸收不良、骨质软化症等
血 镁	Mg^{2+}	0.8～1.2 毫摩/升	↑急性肾衰竭、尿毒症、甲状腺功能低下、关节炎、急性肝炎 ↓长期禁食、吸收不良、严重呕吐、甲状腺功能亢进、急性胰腺炎、心肌梗死等

附表4 血脂检查

项 目	代 号	正常值	临床意义
三酰甘油	TG	0.34～1.71 毫摩/升	↑动脉粥样硬化、肾病综合征、糖尿病、甲状腺功能低下、心肌梗死、胰腺炎等
总胆固醇	TC	3.8～6.7 毫摩/升	↑糖尿病、肾病综合征、甲状腺功能低下、肝硬化、动脉硬化 ↓急性感染、溶血性贫血等
高密度脂蛋白胆固醇	HDL-C	＞1 毫摩/升	↑对心脑血管起到保护作用 ↓冠心病、动脉粥样硬化、糖尿病、肝脏损害、肾病综合征等

续表

项　目	代　号	正常值	临床意义
低密度脂蛋白胆固醇	LDL-C	＜3.12 毫摩/升	↑动脉粥样硬化，与冠心病发病呈正相关
脂蛋白(a)	Lp(a)	＜300 毫克/升	↑缺血性心脑血管疾病、心肌梗死、外科手术、急性创伤和炎症、肾病综合征和尿毒症、除肝癌外的恶性肿瘤等 ↓肝脏疾病，因为脂蛋白在肝脏合成
磷　脂	PL	1.3～3.2 毫摩/升	↑常见于胆汁淤积、原发性胆汁淤积性肝硬化、高脂血症、脂肪肝、肾病综合征等；对于未成熟儿(胎儿)继发性呼吸窘迫症出现的诊断有重要意义
游离脂肪酸	FFA	0.4～0.9 毫摩/升	↑糖尿病、甲状腺功能亢进、肢端肥大症、库欣症、肥胖、重症肝疾患、急性胰腺炎等 ↓甲状腺功能低下、胰岛素瘤、脑垂体功能减低、艾迪生病
载脂蛋白 AI	apoAI	1.10～1.58 克/升	↑酒精性肝炎、高 α-脂蛋白血症 ↓冠心病、肾病综合征、肝硬化等
载脂蛋白 B	apoB	1.0克/升	↑高脂血症、冠心病、银屑病 ↓肝实质性病变
载脂蛋白 AI/B	apoAI/apoB	1.0～2.0	载脂蛋白 AI/载脂蛋白 B 比值，随年龄增长而降低。在高脂血症、冠心病时，此值明显降低，故作为心血管疾病的诊断指标

附表 5　心肌酶谱检查

项　目	代　号	正常值	临床意义
肌酸激酶	CK	20～200单位/升	心肌梗死 4～8 小时开始上升,16～36 小时达峰,2～4 日可恢复正常,CK 为急性心肌梗死早期诊断指标之一,增高程度与心肌受损程度基本一致,各种肌肉疾病,如进行性肌营养不良、多发性肌炎、严重肌肉创伤(如挤压综合征),CK 明显增高;全身性惊厥、心肌炎、心包炎,CK 也可增高
肌酸激酶同工酶	CK-MB	0～25 单位/升	由于 CK-MB 在心肌中百分含量最高(25%～40%),且急性心肌梗死发作 3.5 小时左右开始增高,16～24 小时达峰,2～3 日恢复正常。CK-MB 超过总 CK 的 6% 为心肌梗死早期诊断的特异指标。CK-MB 质量测定比活性测定更可靠,当 CK-MB 在 5～22 纳克/毫升时,可能为急性心肌梗死早期或微小心肌梗死;CK-MB＞22 纳克/毫升时,结合临床表现及心电图可诊断心肌梗死。CK-MB 早达峰值者比晚达峰值者预后好。CK-MB 增高是骨骼肌损伤的特异指标,但不超过总 CK 的 5%
乳酸脱氢酶	LDH	114～240单位/升	急性心肌梗死发生后 6～12 小时开始增高,24～60小时达峰,7～15 日恢复正常,用于急性特别是亚急性心肌梗死的辅助诊断。由于分布广泛,在各种急性相反应,如肝炎、肺梗死、恶性肿瘤、恶性贫血、休克时,LDH 增高;肿瘤转移所致的胸腹水中,LDH 也增高。常通过观察此酶是否正常,来除外组织器官损伤或对癌症化疗疗效的观察

项　目	代　号	正常值	临床意义
血清 α-羟丁酸脱氢酶	HBD	72～182 单位/升	HBD 主要是反映 LDH 活性,故心肌梗死时明显增高,且维持时间较长(可达 2 周左右)。肌营养不良及叶酸、VB$_{12}$ 缺乏时,HBD 也可增高
心肌肌钙蛋白	TnI、TnT	＜0.35 微克/升	急性心肌梗死发作 6.5 小时后 TnI 值增高,11.2 小时达峰,可持续 4～7 日,其临床意义同 TnT,尤其对于肾衰竭患者的急性心肌梗死诊断没有假阳性(在肾衰竭时 TnT 与 CK-MB 可增高)。当心肌梗死发作时间＞36 小时时,测定 TnI 更有意义。以 EIA 法测定 TnI,如为 1～3.5 微克/升的患者要考虑有不稳定心绞痛、心绞痛等可能性,在 2～10 微克/升可能为心肌梗死早期。患者入院经 12 小时观察,CK-MB 和 TnI 持续阴性可除外心肌梗死
谷氨酸氨基转移酶	ALT	0～40 单位/升	↑心肌梗死早期、急性肝炎、慢性肝炎、中毒性肝炎、心功能不全、皮肌炎等

2013 年（癸巳 蛇年 2 月 10 日始）

1

一	二	三	四	五	六	日
	1 二十	2 廿一	3 廿二	4 廿三	5 小寒	6 廿五
7 廿六	8 廿七	9 廿八	10 廿九	11 三十	12 十二月	13 初二
14 初三	15 初四	16 初五	17 初六	18 初七	19 初八	20 大寒
21 初十	22 十一	23 十二	24 十三	25 十四	26 十五	27 十六
28 十七	29 十八	30 十九	31 二十			

2

一	二	三	四	五	六	日
				1 廿一	2 廿二	3 廿三
4 立春	5 廿五	6 廿六	7 廿七	8 廿八	9 廿九	10 正月
11 初二	12 初三	13 初四	14 初五	15 初六	16 初七	17 初八
18 雨水	19 初十	20 十一	21 十二	22 十三	23 十四	24 十五
25 十六	26 十七	27 十八	28 十九			

3

一	二	三	四	五	六	日
				1 二十	2 廿一	3 廿二
4 廿三	5 惊蛰	6 廿五	7 廿六	8 廿七	9 廿八	10 廿九
11 三十	12 二月	13 初二	14 初三	15 初四	16 初五	17 初六
18 初七	19 初八	20 春分	21 初十	22 十一	23 十二	24 十三
25 十四	26 十五	27 十六	28 十七	29 十八	30 十九	31 二十

4

一	二	三	四	五	六	日
1 廿一	2 廿二	3 廿三	4 清明	5 廿五	6 廿六	7 廿七
8 廿八	9 廿九	10 三月	11 初二	12 初三	13 初四	14 初五
15 初六	16 初七	17 初八	18 初九	19 初十	20 谷雨	21 十二
22 十三	23 十四	24 十五	25 十六	26 十七	27 十八	28 十九
29 二十	30 廿一					

5

一	二	三	四	五	六	日
		1 廿二	2 廿三	3 廿四	4 廿五	5 立夏
6 廿七	7 廿八	8 廿九	9 三十	10 四月	11 初二	12 初三
13 初四	14 初五	15 初六	16 初七	17 初八	18 初九	19 初十
20 十一	21 小满	22 十三	23 十四	24 十五	25 十六	26 十七
27 十八	28 十九	29 二十	30 廿一	31 廿二		

6

一	二	三	四	五	六	日
					1 廿三	2 廿四
3 廿五	4 廿六	5 芒种	6 廿八	7 廿九	8 五月	9 初二
10 初三	11 初四	12 初五	13 初六	14 初七	15 初八	16 初九
17 初十	18 十一	19 十二	20 十三	21 夏至	22 十五	23 十六
24 十七	25 十八	26 十九	27 二十	28 廿一	29 廿二	30 廿三

7

一	二	三	四	五	六	日
1 廿四	2 廿五	3 廿六	4 廿七	5 廿八	6 廿九	7 小暑
8 六月	9 初二	10 初三	11 初四	12 初五	13 初六	14 初七
15 初八	16 初九	17 初十	18 十一	19 十二	20 十三	21 十四
22 大暑	23 十六	24 十七	25 十八	26 十九	27 二十	28 廿一
29 廿二	30 廿三	31 廿四				

8

一	二	三	四	五	六	日
			1 廿五	2 廿六	3 廿七	4 廿八
5 廿九	6 三十	7 立秋	8 初二	9 初三	10 初四	11 初五
12 初六	13 初七	14 初八	15 初九	16 初十	17 十一	18 十二
19 十三	20 十四	21 十五	22 十六	23 处暑	24 十八	25 十九
26 二十	27 廿一	28 廿二	29 廿三	30 廿四	31 廿五	

9

一	二	三	四	五	六	日
						1 廿六
2 廿七	3 廿八	4 廿九	5 八月	6 初二	7 白露	8 初四
9 初五	10 初六	11 初七	12 初八	13 初九	14 初十	15 十一
16 十二	17 十三	18 十四	19 十五	20 十六	21 十七	22 十八
23 秋分	24 二十	25 廿一	26 廿二	27 廿三	28 廿四	29 廿五
30 廿六						

10

一	二	三	四	五	六	日
	1 廿七	2 廿八	3 廿九	4 三十	5 九月	6 初二
7 初三	8 寒露	9 初五	10 初六	11 初七	12 初八	13 初九
14 初十	15 十一	16 十二	17 十三	18 十四	19 十五	20 十六
21 十七	22 十八	23 霜降	24 二十	25 廿一	26 廿二	27 廿三
28 廿四	29 廿五	30 廿六	31 廿七			

11

一	二	三	四	五	六	日
				1 廿八	2 廿九	3 十月
4 初二	5 初三	6 初四	7 立冬	8 初六	9 初七	10 初八
11 初九	12 初十	13 十一	14 十二	15 十三	16 十四	17 十五
18 十六	19 十七	20 十八	21 十九	22 小雪	23 廿一	24 廿二
25 廿三	26 廿四	27 廿五	28 廿六	29 廿七	30 廿八	

12

一	二	三	四	五	六	日
						1 廿九
2 三十	3 十一月	4 初二	5 初三	6 初四	7 大雪	8 初六
9 初七	10 初八	11 初九	12 初十	13 十一	14 十二	15 十三
16 十四	17 十五	18 十六	19 十七	20 十八	21 十九	22 冬至
23 廿一	24 廿二	25 廿三	26 廿四	27 廿五	28 廿六	29 廿七
30 廿八	31 廿九					

2014 年（甲午 马年 1月31日始 闰九月）

1月

一	二	三	四	五	六	日
		1 十月	2 初二	3 初三	4 初四	5 小寒
6 初六	7 初七	8 初八	9 初九	10 初十	11 十一	12 十二
13 十三	14 十四	15 十五	16 十六	17 十七	18 十八	19 十九
20 大寒	21 廿一	22 廿二	23 廿三	24 廿四	25 廿五	26 廿六
27 廿七	28 廿八	29 廿九	30 三十	31 正月		

2月

一	二	三	四	五	六	日
					1 初二	2 初三
3 初四	4 立春	5 初六	6 初七	7 初八	8 初九	9 初十
10 十一	11 十二	12 十三	13 十四	14 十五	15 十六	16 十七
17 十八	18 十九	19 雨水	20 廿一	21 廿二	22 廿三	23 廿四
24 廿五	25 廿六	26 廿七	27 廿八	28 廿九		

3月

一	二	三	四	五	六	日
					1 二月	2 初二
3 初三	4 初四	5 惊蛰	6 初六	7 初七	8 初八	9 初九
10 初十	11 十一	12 十二	13 十三	14 十四	15 十五	16 十六
17 十七	18 十八	19 十九	20 二十	21 春分	22 廿二	23 廿三
24 廿四	25 廿五	26 廿六	27 廿七	28 廿八	29 廿九	30 三十
31 三月						

4月

一	二	三	四	五	六	日
	1 初二	2 初三	3 初四	4 初五	5 清明	6 初七
7 初八	8 初九	9 初十	10 十一	11 十二	12 十三	13 十四
14 十五	15 十六	16 十七	17 十八	18 十九	19 二十	20 谷雨
21 廿二	22 廿三	23 廿四	24 廿五	25 廿六	26 廿七	27 廿八
28 廿九	29 四月	30 初二				

5月

一	二	三	四	五	六	日
			1 初三	2 初四	3 初五	4 初六
5 立夏	6 初八	7 初九	8 初十	9 十一	10 十二	11 十三
12 十四	13 十五	14 十六	15 十七	16 十八	17 十九	18 二十
19 廿一	20 廿二	21 小满	22 廿四	23 廿五	24 廿六	25 廿七
26 廿八	27 廿九	28 三十	29 五月	30 初二	31 初三	

6月

一	二	三	四	五	六	日
						1 初四
2 初五	3 初六	4 初七	5 初八	6 芒种	7 初十	8 十一
9 十二	10 十三	11 十四	12 十五	13 十六	14 十七	15 十八
16 十九	17 二十	18 廿一	19 廿二	20 廿三	21 夏至	22 廿五
23 廿六	24 廿七	25 廿八	26 廿九	27 六月	28 初二	29 初三
30 初四						

7月

一	二	三	四	五	六	日
	1 初五	2 初六	3 初七	4 初八	5 初九	6 初十
7 小暑	8 十二	9 十三	10 十四	11 十五	12 十六	13 十七
14 十八	15 十九	16 二十	17 廿一	18 廿二	19 廿三	20 廿四
21 廿五	22 廿六	23 大暑	24 廿八	25 廿九	26 三十	27 七月
28 初二	29 初三	30 初四	31 初五			

8月

一	二	三	四	五	六	日
				1 初六	2 初七	3 初八
4 初九	5 初十	6 十一	7 立秋	8 十三	9 十四	10 十五
11 十六	12 十七	13 十八	14 十九	15 二十	16 廿一	17 廿二
18 廿三	19 廿四	20 廿五	21 廿六	22 廿七	23 处暑	24 廿九
25 八月	26 初二	27 初三	28 初四	29 初五	30 初六	31 初七

9月

一	二	三	四	五	六	日
1 初八	2 初九	3 初十	4 十一	5 十二	6 十三	7 十四
8 白露	9 十六	10 十七	11 十八	12 十九	13 二十	14 廿一
15 廿二	16 廿三	17 廿四	18 廿五	19 廿六	20 廿七	21 廿八
22 廿九	23 秋分	24 九月	25 初二	26 初三	27 初四	28 初五
29 初六	30 初七					

10月

一	二	三	四	五	六	日
		1 初八	2 初九	3 初十	4 十一	5 十二
6 十三	7 十四	8 寒露	9 十六	10 十七	11 十八	12 十九
13 二十	14 廿一	15 廿二	16 廿三	17 廿四	18 廿五	19 廿六
20 廿七	21 廿八	22 廿九	23 霜降	24 闰九	25 初二	26 初三
27 初四	28 初五	29 初六	30 初七	31 初八		

11月

一	二	三	四	五	六	日
					1 初九	2 初十
3 十一	4 十二	5 十三	6 十四	7 立冬	8 十六	9 十七
10 十八	11 十九	12 二十	13 廿一	14 廿二	15 廿三	16 廿四
17 廿五	18 廿六	19 廿七	20 廿八	21 廿九	22 小雪	23 十月
24 初二	25 初三	26 初四	27 初五	28 初六	29 初七	30 初八

12月

一	二	三	四	五	六	日
1 初九	2 十一	3 十一	4 十二	5 十三	6 十四	7 大雪
8 十六	9 十七	10 十八	11 十九	12 二十	13 廿一	14 廿二
15 廿三	16 廿四	17 廿五	18 廿六	19 廿七	20 廿八	21 廿九
22 冬至	23 冬月	24 初二	25 初三	26 初四	27 初五	28 初七
29 初八	30 初九	31 初十				

2015 年（乙未 羊年 2 月 19 日始）

一	二	三	四	五	六	日	一	二	三	四	五	六	日
			1 十一	2 十二	3 十三	4 十四				1 大六	2 十七	3 十八	4 十九	5 二十
5 十五	6 小寒	7 十七	8 十八	9 十九	10 二十	11 廿一	6 廿一	7 小暑	8 廿三	9 廿四	10 廿五	11 廿六	12 廿七
12 廿二	13 廿三	14 廿四	15 廿五	16 廿六	17 廿七	18 廿八	13 廿八	14 廿九	15 三十	16 六月	17 初二	18 初三	19 初四
19 廿九	20 七月大	21 初一	22 初二	23 初三	24 初四	25 初五	20 初五	21 初六	22 大暑	23 大暑	24 初九	25 初十	26 十一
26 初七	27 初八	28 初九	29 初十	30 十一	31 十二		27 十二	28 十三	29 十四	30 十五	31 十六		

一	二	三	四	五	六	日	一	二	三	四	五	六	日
						1 十三						1 十七	2 十八
2 十四	3 十五	4 十六	5 十七	6 十八	7 十九	8 二十	3 十九	4 二十	5 廿一	6 廿二	7 廿三	8 立秋	9 廿五
9 廿一	10 廿二	11 廿三	12 廿四	13 廿五	14 廿六	15 廿七	10 廿六	11 廿七	12 廿八	13 廿九	14 七月	15 初二	16 处暑
16 廿八	17 廿九	18 三十	19 正月	20 初二	21 初三	22 初四	17 初四	18 初五	19 初六	20 初七	21 初八	22 初九	23 处暑
23 初五	24 初六	25 初七	26 初八	27 初九	28 初十		24 初十	25 十一	26 十二	27 十三	28 十四	29 十六	30 十七
							31 十八						

一	二	三	四	五	六	日	一	二	三	四	五	六	日
						1 十一		1 十九	2 二十	3 廿一	4 廿二	5 廿三	6 廿四
2 十二	3 十三	4 十四	5 十五	6 惊蛰	7 十七	8 十八	7 廿五	8 白露	9 廿七	10 廿八	11 廿九	12 三十	13 八月
9 十九	10 二十	11 廿一	12 廿二	13 廿三	14 廿四	15 初五	14 初二	15 初三	16 初四	17 初五	18 初六	19 初七	20 初八
16 廿六	17 廿七	18 廿八	19 廿九	20 二月	21 春分	22 初三	21 初九	22 初十	23 秋分	24 十二	25 十三	26 十四	27 十五
23 初四	24 初五	25 初六	26 初七	27 初八	28 初九		28 十六	29 十七	30 十八				
30 初十	31 十一												

一	二	三	四	五	六	日	一	二	三	四	五	六	日
		1 十二	2 十四	3 十五	4 十六	5 清明				1 十九	2 二十	3 廿一	4 廿二
6 十八	7 十九	8 二十	9 廿一	10 廿二	11 廿三	12 廿四	5 廿三	6 廿四	7 廿五	8 寒露	9 廿七	10 廿八	11 廿九
13 廿五	14 廿六	15 廿七	16 廿八	17 廿九	18 三十	19 三月	12 三十	13 九月	14 初二	15 初三	16 初四	17 初五	18 初六
20 谷雨	21 初三	22 初四	23 初五	24 初六	25 初七	26 初八	19 初七	20 初八	21 初九	22 初十	23 霜降	24 十二	25 十三
27 初九	28 初十	29 十一	30 十二				26 十四	27 十五	28 十六	29 十七	30 十八	31 十九	

一	二	三	四	五	六	日	一	二	三	四	五	六	日
				1 十三	2 十四	3 十五							1 二十
4 十六	5 十七	6 立夏	7 十九	8 二十	9 廿一	10 廿二	2 廿一	3 廿二	4 廿三	5 廿四	6 廿五	7 廿六	8 立冬
11 廿三	12 廿四	13 廿五	14 廿六	15 廿七	16 廿八	17 廿九	9 廿八	10 廿九	11 十月	12 初二	13 初三	14 初四	15 初五
18 四月	19 初二	20 初三	21 小满	22 初五	23 初六	24 初七	16 初六	17 初七	18 初八	19 初九	20 初十	21 十一	22 小雪
25 初八	26 初九	27 初十	28 十一	29 十二	30 十三	31 十四	23 十三	24	25 十五	26	27	28	29 十八
							30 十九						

一	二	三	四	五	六	日	一	二	三	四	五	六	日
1 十五	2 十六	3 十七	4 十八	5 十九	6 芒种	7 廿一		1 二十	2 廿一	3 廿二	4 廿三	5 廿四	6 廿五
8 廿二	9 廿三	10 廿四	11 廿五	12 廿六	13 廿七	14 廿八	7 大雪	8 廿七	9 廿八	10 廿九	11 三十	12 冬月	13 初二
15 廿九	16 五月	17 初二	18 初三	19 初四	20 初五	21 初六	14 初三	15 初四	16 初五	17 初六	18 初七	19 初八	20 初九
22 夏至	23 初八	24 初九	25 初十	26 十一	27 十二	28 十三	21 初十	22 冬至	23 十二	24 十三	25 十四	26 十五	27 十六
29 十四	30 十五						28 十七	29 十八	30 十九	31 二十			